Kohlhammer

Altenhilfe verstehen und umsetzen

Hrsg. von Susette Schumann

Eine Übersicht aller lieferbaren und im Buchhandel angekündigten Bände der Reihe finden Sie unter:

 https://shop.kohlhammer.de/altenhilfe-verstehen+umsetzen

Die Autorinnen

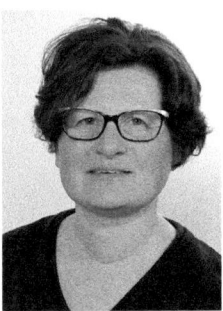

Dr. Susette Schumann, Gesundheits- und Krankenpflegerin, Präsidentin der DGATP e. V.

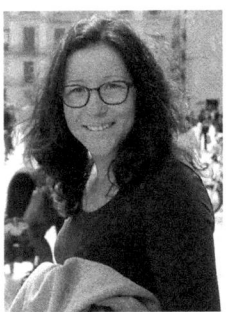

Anja Schulz, Fachkraft für Geriatrie, pflegerische Bereichsleitung im Ev. Geriatriezentrum Berlin GmbH, Mitglied in der DGATP e. V.

Susette Schumann/Anja Schulz

Ressourcenorientierte Konzepte in der Altenhilfe

Ein Lern- und Arbeitsbuch für die
Aktivierend-therapeutische Pflege

Verlag W. Kohlhammer

Dieses Werk einschließlich aller seiner Teile ist urheberrechtlich geschützt. Jede Verwendung außerhalb der engen Grenzen des Urheberrechts ist ohne Zustimmung des Verlags unzulässig und strafbar. Das gilt insbesondere für Vervielfältigungen, Übersetzungen, Mikroverfilmungen und für die Einspeicherung und Verarbeitung in elektronischen Systemen.

Die Wiedergabe von Warenbezeichnungen, Handelsnamen und sonstigen Kennzeichen in diesem Buch berechtigt nicht zu der Annahme, dass diese von jedermann frei benutzt werden dürfen. Vielmehr kann es sich auch dann um eingetragene Warenzeichen oder sonstige geschützte Kennzeichen handeln, wenn sie nicht eigens als solche gekennzeichnet sind.

Es konnten nicht alle Rechtsinhaber von Abbildungen ermittelt werden. Sollte dem Verlag gegenüber der Nachweis der Rechtsinhaberschaft geführt werden, wird das branchenübliche Honorar nachträglich gezahlt.

Dieses Werk enthält Hinweise/Links zu externen Websites Dritter, auf deren Inhalt der Verlag keinen Einfluss hat und die der Haftung der jeweiligen Seitenanbieter oder -betreiber unterliegen. Zum Zeitpunkt der Verlinkung wurden die externen Websites auf mögliche Rechtsverstöße überprüft und dabei keine Rechtsverletzung festgestellt. Ohne konkrete Hinweise auf eine solche Rechtsverletzung ist eine permanente inhaltliche Kontrolle der verlinkten Seiten nicht zumutbar. Sollten jedoch Rechtsverletzungen bekannt werden, werden die betroffenen externen Links soweit möglich unverzüglich entfernt.

1. Auflage 2024

Alle Rechte vorbehalten
© W. Kohlhammer GmbH, Stuttgart
Gesamtherstellung: W. Kohlhammer GmbH, Stuttgart

Print:
ISBN 978-3-17-042206-3

E-Book-Formate:
pdf: ISBN 978-3-17-042207-0
epub: ISBN 978-3-17-042208-7

Vorwort

Das vorliegende Lern- und Arbeitsbuch richtet sich an Pflegende, die sich intensiv mit dem Konzept der Aktivierend-therapeutischen Pflege auseinandersetzen möchten. Motivation kann persönliches Interesse, Anregungen aus Fort- und Weiterbildungen oder die Vorbereitung zu einer Abschlussprüfung sein. Neben der Darlegung des neuesten Wissens rund um die Aktivierend-therapeutische Pflege finden sich auch Fragen zur Selbstreflexion, zur Erkundung, Möglichkeiten für die Dokumentation von Notizen und die Bearbeitung eines Aktivierend-therapeutischen Pflegeprozesses anhand eines Fallbeispiels aus der geriatrischen Praxis.

Fragen zur Erkundung und zur Selbstreflexion sollen zum Selbststudium anregen und neugierig machen. Die im Buch dargestellten Inhalte lassen sich in der pflegerischen Praxis finden und umsetzen.

In jedem Kapitel oder bei den praktischen Übungen zur Umsetzung des Aktivierend-therapeutischen Pflegeprozesses findet sich Raum für eigene Notizen. Eigene Ideen, Anmerkungen und Fragen lassen sich kontinuierlich dokumentieren und ergänzen den Lernprozess mit Unterstützung dieses Buches.

Das Konzept der Aktivierend-therapeutischen Pflege erlangt immer mehr Bedeutung in pflegerischen Bereichen, in denen Rehabilitationsangebote gemacht werden. Insbesondere in der geriatrischen und neurologischen Frührehabilitation wird die intensive Auseinandersetzung mit der Aktivierend-therapeutischen Pflege erkannt, denn hier ist das Pflegekonzept verpflichtend anzuwenden. Näheres regeln in beiden Bereichen die Vorgaben zur Abrechnung einer Fallpauschale als Vergütung für eine sehr komplexe und aufwändige Krankenhausbehandlung.

Die Aktivierend-therapeutische Pflege richtet sich an ältere Menschen, pflegebedürftige Personen oder neurologische Patient*innen.[1] Das vorliegende Lern- und Arbeitsbuch nimmt die Besonderheiten der Zielgruppe ebenfalls auf, haben sie doch großen Einfluss auf die Gestaltung des Aktivierend-therapeutischen Pflegeprozesses.

---

1 In diesem Werk wird hinsichtlich der Pluralformen der »Gender-Stern« oder die neutrale Form genutzt, um alle Geschlechter anzusprechen. Wenn bei bestimmten Begriffen, die sich auf Personengruppen beziehen, nur die männliche Form gewählt wurde, so ist dies nicht geschlechtsspezifisch gemeint, sondern geschah ausschließlich aus Gründen der besseren Lesbarkeit.

Die beiden Autorinnen dieses Buches wünschen eine angenehme Lektüre, ein anregendes Selbststudium und viele neue Erkenntnisse rund um die Aktivierend-therapeutische Pflege.

Susette Schumann und Anja Schulz   Berlin, Florstadt im September 2023

Piktogramme

📝	Erkundungsaufgabe(n)	⁝⁝	Frage(n) zur Selbstreflexion
📖	Definition	💡	Merke
👍	Empfehlung	👥	Fallbeispiel

Inhalt

Vorwort 5

1 Das Alter und alte Menschen 9

2 Das Alter aus der Perspektive der
  Entwicklungspsychologie 11
  2.1 Das Altersbild des produktiven Alterns 11
  2.2 Ressourcen und Kompetenzen im Alter 13
      2.2.1 Die individuellen Ressourcen von älteren
            Menschen 13
      2.2.2 Ressourcen als Basis für
            Alltagskompetenzen 16
  2.3 Ein differenziertes Altersbild im bio-psycho-sozialen
      Modell 18

3 Das Prinzip lebenslanges Lernen: Rehabilitation als ein
  Lernangebot 20

4 Besonderheiten der Lebensspanne Alter 22

5 Die Lebenssituation im Alter 25

6 Der ressourcenorientierte Pflegeprozess 27
  6.1 Einführung in die Grundlagen der Rehabilitation
      und Frührehabilitation 28
  6.2 Grundlagen der (Früh-)Rehabilitation 29
  6.3 Der person-orientierte Ansatz in der
      Rehabilitation 30
      6.3.1 Die fördernde Prozesspflege 31
      6.3.2 Aktivierend-therapeutische Pflege 34
      6.3.3 Die praktische Umsetzung des Aktivierend-
            therapeutischen Pflegekonzepts 36
      6.3.4 Ein Fallbeispiel: Frau B. – die Gestaltung
            eines Aktivierend-therapeutischen
            Pflegeprozesses 40

7	Handlungsschwerpunkt Beziehungsgestaltung als Ausdruck von Personorientierung	46
	7.1 Wahrnehmung, Interaktion und Beziehung	48
8	Grundzüge einer gemeinsamen Entscheidungsfindung und Ermittlung des mutmaßlichen Willens bei Menschen mit einer Demenz	50
	8.1 Die Ermittlung des mutmaßlichen Willens	51
9	Bewältigungsstrategien älterer Menschen	53
	9.1 Der Stellenwert von Beziehungsgestaltung in der Aktivierend-therapeutischen Pflege	54
	9.2 Die Ermutigung älterer Menschen zu Kommunikation mit den Pflegenden	55
10	Handlungsschwerpunkt Bewegung und Mobilität	58
	10.1 Ermüdung, Erschöpfung und Immobilität	59
	10.2 Förderung der Mobilität: Bewegungskonzepte und Grundprinzipien des Empowerments	64
	10.3 Eine Störung der Mobilität: ein erhöhtes Risiko zum Stürzen	67
11	Der Handlungsschwerpunkt Selbstpflege	70
	11.1 Aktivierend-therapeutische Körperpflege und Kleiden	72
	11.2 Essen und Trinken	74
	11.2.1 Förderung der Mundgesundheit	77
	11.2.2 Schluckstörungen	78
	11.3 Ausscheiden	80
12	Gemeinsame Festlegung des Bedürfnisses und des Bedarfes von Teilhabe	85
13	Teilhabe aus der Perspektive der älteren Menschen	87
14	Lernen im Alter als Basis für die Aktivierend-therapeutische Pflege	88
	14.1 Lernstrategien im Alter	89
15	Teilhabe im Rahmen der Aktivierend-therapeutischen Pflege	91
Literatur		96
Stichwortverzeichnis		101

1 Das Alter und alte Menschen

Gerontolog*innen, Geriater*innen und Pflegewissenschaftler*innen erforschen diese sehr lange und abwechslungsreiche Lebensspanne. Die Komplexität der Lebensspanne Alter führt zu vielfältigen Forschungsfragen, die von verschiedenen Forschungsdisziplinen beantwortet werden wollen. In der Folge führt die Komplexität des Themas dazu, dass sich auch Lehrende und Lernende ebenfalls mit den unterschiedlichen Forschungsperspektiven beschäftigen sollten.

Von besonderem Interesse ist die Lebensspanne Alter, da die demografische Entwicklung der Bevölkerung zu immer mehr alten Menschen führen wird. Schon jetzt sind von den ca. 80 Millionen Bundesbürger*innen ungefähr 20 % über 67 Jahre und älter. Schätzungen des Bundesamtes für Statistik gehen davon aus, dass sich diese Verteilung bis zum Jahr 2070 fortsetzen wird und ca. 22 % der Menschen über 67 Jahre alt sein werden (vgl. Statistisches Bundesamt (Destatis), 2022a). Gründe für die Zunahme alter Menschen in der Bevölkerung sind die Möglichkeiten der modernen Medizin, die zu einer immer weiter steigenden Lebenserwartung und einer längeren Phase eines aktiven Alters bei guter Gesundheit führen. Aufgrund des Wohlstands in der Bundesrepublik Deutschland ist es nahezu allen Menschen möglich, sich gesund und ausreichend zu ernähren, sich zu kleiden sowie sich sinnvoll in Beruf und Freizeit zu beschäftigen. Bedrohungen ihrer körperlichen Unversehrtheit sind nur im Ausnahmefall zu erwarten, was ein sicheres Leben ermöglicht. Nicht zuletzt ein komplexes Gesundheitssystem mit dem Angebot von Kranken- und Pflegeversicherung bietet Sicherheit auch in gesundheitlichen Problem- oder krankheitsbedingten Krisensituationen.

> **Fragen zur Selbstreflexion**
>
> - Wie alt sind Ihre Patient*innen im Durchschnitt?
> - Wie alt war Ihre jüngste Patientin/Ihr jüngster Patient?
> - Wie alt war Ihre älteste Patientin/Ihr ältester Patient in der geriatrischen Frührehabilitation?

Alte Menschen treten im täglichen Leben als Familienmitglieder, als Bürger*innen, als Konsument*innen, als geriatrische Patient*innen oder als pflegebedürftige Personen auf. Sie nehmen bis ins hohe Alter verschiedene Rollen in ihrer Familie, aber auch in der Gesellschaft wahr. Als Familienmitglieder kümmern sie sich um ihre Kinder und Enkel, auch wenn sie mit zunehmendem Alter und Einschränkungen immer weniger Aktivitäten gestalten können. Anstelle von gemeinsamen Aktivitäten tritt dann oft eine finanzielle Unterstützung, selbst wenn es ihnen schwerfällt, kleinere Summen ihres Einkommens an die Enkel abzutreten. Als Bürger*innen engagieren sie sich in Ehrenämtern, nehmen an Wahlen teil und möchten ihre Wohn- und Lebensumgebung mitgestalten. Als Konsument*innen sind sie von besonderem Interesse für zahlreiche Branchen, da alte Menschen in der Regel über stabile Einkommen als Rente oder Pension verfügen, die sie für Verbrauchsgüter oder Freizeitaktivitäten ausgeben können und wollen.

Einige ältere Menschen erleben gesundheitliche Krisen, weil chronische und akute Erkrankungen zu Einschränkungen in der Alltags- und Freizeitgestaltung führen. Deshalb müssen sie häufig Einrichtungen des Gesundheitswesens aufsuchen. Nicht selten münden diese Probleme in Pflegebedürftigkeit. Von den ca. 5 Millionen pflegebedürftigen Personen leben laut Pflegestatistik 793.461 Personen in einer stationären Pflegeeinrichtung, also 16 %. Allerdings leben 84 % der pflegebedürftigen Personen zu Hause und werden dort von ihren Angehörigen allein oder gemeinsam mit ambulanten Pflegediensten betreut (vgl. Statistisches Bundesamt (Destatis), 2022b). Die Erfahrungen in der Arbeit mit älteren Menschen zeigen allerdings, dass sie sich sehr selten und frühzeitig mit dem Risiko einer Pflegebedürftigkeit auseinandersetzen. Das führt meist zu einem akuten Auftreten von Pflegebedürftigkeit, die nur unter Zeitdruck, mit wenigen Entscheidungsalternativen und unter persönlichem Druck bewältigt werden kann. Die drohende Pflegebedürftigkeit ist aus ihrer Sicht eher das Risiko von anderen. Das eigene Risiko wird aus verständlichen Gründen unterbewertet, denn Pflegebedürftigkeit ist keine Lebenssituation, die anzustreben ist. Sie ist von persönlicher Abhängigkeit und dem Angewiesen Sein auf personelle Hilfestellung geprägt und das ist unvereinbar mit den eigenen Vorstellungen eines guten Lebens im Alter.

Eine Frage zur Selbstreflexion

Welche Fragestellungen beschäftigen geriatrische Patient*innen, wenn sie sich bewusst werden, pflegebedürftig zu bleiben?

2 Das Alter aus der Perspektive der Entwicklungspsychologie

Die Lebensspanne Alter kann aus verschiedenen Perspektiven betrachtet werden. Eine wichtige ist die der Entwicklungspsychologie. Sie befasst sich mit der Entwicklung des Menschen vom Kind bis zum alten Menschen. In jeder Lebensspanne muss der Mensch Lern- und Entwicklungsschritte bewältigen, die zur Kompetenz und Erhaltung beitragen.

Die Lebensspanne Alter kann vom 65. bis zum 95. Lebensjahr reichen und ist damit die längste im menschlichen Leben. In der Literatur wird zwischen dem dritten und vierten Lebensalter unterschieden. Das dritte Lebensalter umfasst die Lebensjahre 65 bis 80 Jahre. Mit dem 80. Lebensjahr beginnt das vierte Lebensalter, auch als *Hochaltrigkeit* bezeichnet (vgl. Wurm et al., 2010). Folglich können in einer langen bis sehr langen Lebensspanne zahlreiche Entwicklungsmuster und -phänomene im Umgang mit neuen Lebensanforderungen gefunden werden (vgl. Brandtstädter, 2007). Neue Lebensanforderungen im Alter umfassen den Umgang mit gesundheitlichen Einschränkungen, mit Krankheiten, mit Pflegebedürftigkeit, aber auch mit dem Verlust von nahestehenden Menschen. Das Leben in Abhängigkeit von anderen Menschen oder in Einsamkeit erfordert eine angepasste Zukunftsplanung, die von Angst vor der Zukunft beeinflusst werden kann.

2.1 Das Altersbild des produktiven Alterns

Trotz sämtlicher negativer Einflüsse auf das Leben älterer Menschen sind sie in der Lage, ihre eigenständige Produktivität zu erhalten. Viele von ihnen möchten »produktiv« im Sinne von unabhängig bleiben, um anderen Menschen nicht zur Last zu fallen. Dies spiegelt sich auch in einem Altersbild wider.

Bei Altersbildern handelt es sich um Beschreibungen des Verhaltens und der Meinung über »typische« alte Menschen. Ihre Bedeutung ist im Alltag älterer Menschen nicht zu unterschätzen, denn sie sind unbewusst in den Köpfen von Mitarbeiter*innen oder Familienmitgliedern präsent und beeinflussen ihre Entscheidungen und ihr Handeln. Sie trauen älteren Menschen nicht mehr so viel zu und neigen deshalb zur Übernahme vieler Aktivitäten. Die unreflektierte Übernahme von Alltagsaktivitäten, auch wenn sie gut gemeint sind, verhindert Lern- und Entwicklungsmöglichkeiten, da die älteren Menschen keine Gelegenheit dazu bekommen (BMFSFJ, 2010). Nicht alle älteren Menschen bringen dann die Kraft auf, sich ihre Lern- und Entwicklungsmöglichkeiten zu erhalten oder zu erkämpfen.

Die fehlende Reflexion des eigenen Altersbilds anderer Menschen, z. B. die defizitorientierte Sicht auf das Altern, kann zur Beschneidung von vorhandenen Ressourcen und Alltagskompetenzen führen, in deren Folge ältere Menschen nicht befähigt und ermächtigt werden, sondern sich eingeengt und fremdbestimmt fühlen. So ist eine sehr große Fürsorge von Familienmitgliedern eine Ursache dafür, dass sie viele Alltagstätigkeiten für die alten Menschen übernehmen, anstatt es ihnen zu überlassen, es selbst zu tun. Auch die Angst der Pflegenden, dass ein alter Mensch zu Schaden kommen könnte und sie selbst dafür die Verantwortung tragen, führt sehr schnell zur Übernahme von Alltagstätigkeiten durch Pflegende, z. B. sich bewegen bei einer vorliegenden Sturzgefahr.

Im Krankenhausalltag macht sich ein defizitorientiertes Altersbild bereits an der Wortwahl von Pflegenden bemerkbar. Die unreflektierte Nutzung des Begriffes »Pflegefall«, »dement«, »kommt aus dem Heim« durch Pflegende birgt die Gefahr, in der Selbst- und Fremdwahrnehmung mit dem Verlust der individuellen Persönlichkeit und der Autonomie verbunden zu werden. Auch auf Unterstützung und Pflege angewiesene Menschen haben das Recht, sich nicht nur über ihre Behinderung, Erkrankung, ihren Lebensort, Pflegeaufwand und ihren Unterstützungsbedarf definieren zu lassen. In Pflegeeinrichtungen werden ältere Menschen deshalb bewusst als *Bewohner*innen* und als *Kurzzeitpflegegäste* bezeichnet, um ihre Person ins Zentrum zu stellen und nicht ihre Abhängigkeit von personeller Hilfe (vgl. BMFSFJ, 2010).

Fragen zur Selbstreflexion

- Fällt es Ihnen schwer, bei alten Menschen ihre Ressourcen und Kompetenzen zu sehen?
- Was verstehen Sie unter dem Begriff der Ressource?
- Was verstehen Sie unter dem Begriff der Alltagskompetenz?

Die Befähigung und Ermächtigung alter Menschen und damit ihre Produktivität hängt davon ab, ob die vorliegenden Ressourcen und Alltagskompetenzen differenziert in der Pflege ermittelt werden. So kommt es häufig vor, dass chronisch kranke oder pflegebedürftige Menschen lediglich in defizitbestimmten Kategorien wahrgenommen werden, obwohl sie bei der Bewältigung ihrer Pflegebedürftigkeit seelische und geistige Stärke zeigen und deshalb Vorbild für andere Menschen sein könnten. Trotz ihrer Pflegebedürftigkeit können sie konfliktbereit, durchsetzungsfähig und konsequent sein. Sie vertreten ihre eigenen Anliegen und möchten damit ihrem Bedürfnis nach einem selbstgesteuerten Leben Nachdruck verleihen. Dafür werden sie oftmals als »starrsinnig« bezeichnet, obwohl es sich um eine berechtige hartnäckige Zielverfolgung handelt, welche alternativlos ist, da es sich um eine Bewältigungsstrategie handelt. Sie bringen dadurch die eigene Stärke auf, ihre Pflegebedürftigkeit in ihr Leben zu integrieren, um sie akzeptieren zu können (vgl. Halisch & Geppert, 2000) und um ihre Lebensvorstellungen gegen andere Menschen zu behaupten.

Nicht selten unterschätzen alte Menschen selbst ihre eigenen Fähigkeiten und Fertigkeiten, weil sie das ihnen zugedachte defizitorientierte Altersbild übernehmen. Sie schildern folglich ihre Ressourcen und vorhandenen Alltagskompetenzen nicht (vgl. BMFSFJ, 2010) und nehmen sich keine neuen Ziele vor.

2.2 Ressourcen und Kompetenzen im Alter

Sowohl der Begriff der Ressource als auch der der Kompetenz findet Berücksichtigung in unserem alltäglichen Sprachgebrauch und wird dort oftmals synonym verwendet. Im fachlichen Kontext werden Ressourcen und Kompetenzen getrennt voneinander verwendet.

Die vorliegenden Ressourcen eines alten Menschen bilden die Grundlage für die Bewältigung von Alltagskompetenzen, z. B. der Mobilität und der Selbstversorgung. In der Regel bedarf es zur selbstständigen Ausführung einer Alltagskapazität ein ganzes Bündel von Ressourcen, z. B. Fein- und Grobmotorik, Motivation etc. (vgl. Schumann, 2020).

2.2.1 Die individuellen Ressourcen von älteren Menschen

Es gibt insgesamt fünf verschiedene Gruppen von individuellen Ressourcen: die körperlichen, die psychischen, die emotionalen, die kognitiven und sozialen Ressourcen (▶ Abb. 1). Das Zusammenspiel von allen vorhandenen Ressourcen hat stets eine positive Auswirkung für den Betroffenen. Sollte eine Ressource nicht vorhanden sein, kann diese nicht durch eine andere kompensiert werden und es ergibt sich dann daraus resultierend eine Negativentwicklung für den Betroffenen.

Unter *körperlichen Ressourcen* sind die funktionalen Fertigkeiten zu verstehen. Sie bilden die Basis für die Erhaltung einer funktionalen Selbstkontrolle, z. B. der alte Mensch kann seine Extremitäten umfänglich nutzen und gehen, weil die Fein- und Grobmotorik oder die Rumpfstabilität intakt sind und genügend Kraft, Ausdauer und Koordination aufgebracht werden kann. Die Selbstkontrolle von körperlicher Bewegung ermöglicht eine weitgehend unabhängige Alltags- und Freizeitgestaltung (vgl. Schumann, 2020).

Abb. 1:
Übersicht über die verschiedenen Arten von individuellen Ressourcen (Schumann, 2020, S. 29)

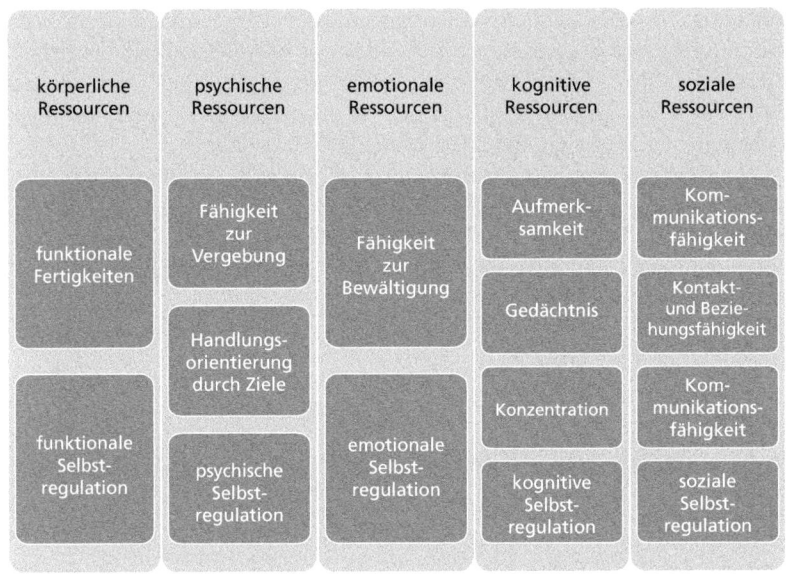

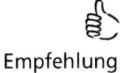

Empfehlung

> Die vorhandenen Ressourcen können am besten im Dialog mit den älteren Menschen herausgefunden werden. Eine ressourcenorientierte Leitfrage könnte sein: *Was können Sie gut allein ausführen? Was funktioniert gut in Ihrem Alltag?*

Bei den *psychischen Ressourcen* handelt es sich um die seelische Verfassung, z. B. die Fähigkeit zur eigenen Vergebung oder bei anderen Menschen und eine Handlungsorientierung für die Umsetzung von angestrebten Zielsetzungen.

Psychische Ressourcen können eine Belastung wie das Angewiesen Sein auf die Hilfe anderer Menschen abmildern oder den Mut wachsen lassen, sich an neuen Herausforderungen des Alltags auszuprobieren und auf den gewünschten Erfolg zu hoffen (vgl. Schumann, 2020).

Empfehlung

> Eine Leitfrage könnte lauten: *Welchen Situationen sehen Sie optimistisch entgegen?* So kann herausgefunden werden, inwieweit ältere Menschen von erfolgversprechenden eigenen Zielsetzungen berichten.
> Die Leitfrage zur Einschätzung der persönlichen Bereitschaft zur Vergebung könnte lauten: *Fällt es Ihnen leicht, eigene Fehler zu verzeihen?* (vgl. Schumann, 2020).

Die *emotionalen Ressourcen* umfassen den gefühlsmäßigen und affektiven Umgang mit persönlichen Missgeschicken oder Verlusten, wie z. B. einer Erkrankung oder eines kritischen Lebensereignisses, z. B. eines Sturzes. An die emotionale Ausnahmesituation und Verunsicherung schließen sich

2.2 Ressourcen und Kompetenzen im Alter

unterschiedliche Verhaltensstrategien an, die sich als ein aktives oder passives Verhalten der alten Menschen äußern. Dahinter steht eine affektbezogene Bewältigungsstrategie, Erlebnissen mit offen gezeigter Angst, Trauer, Wut, dem Bedürfnis nach häufigem Erzählen oder mit sozialem Rückzug zu begegnen. Sie führen bestenfalls dazu, die emotionale Selbstkontrolle durch die nötige emotionale Stärke zur Gestaltung des Alltags wieder zu erlangen.

Emotionale Ressourcen setzen Motivation und Ausdauer frei, mit körperlichen oder sozialen Verlusten umzugehen oder Strategien zu entwickeln, diese zu kompensieren. Diese Kompensation gelingt gut, wenn alte Menschen nach ihrem persönlichen Ziel gefragt werden (vgl. Schumann, 2020).

> Für die Einschätzung der aktuellen emotionalen Befindlichkeit kann die folgende Leitfrage gestellt werden: *Was bewegt Sie zurzeit?* Sie zielt darauf ab, die inneren belastenden emotionalen Vorgänge oder die persönliche Erlebniswelt im Ansatz zu erfahren, um abzuschätzen, welche positiven oder negativen Auswirkungen diese auf die Wiedererlangung von Ressourcen oder Kompetenzen haben können. Auch folgende Leitfrage eignet sich: *Was möchten Sie in den nächsten Wochen im Krankenhaus oder in der Rehabilitation erreichen? Was können wir für Sie tun?*

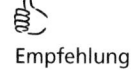
Empfehlung

Unter *kognitiven Ressourcen* werden Fähigkeiten wie Aufmerksamkeit, Gedächtnis und Konzentration verstanden. Sie sind nötig, um Sachverhalte zu verstehen, um sich mit ihnen gedanklich zu beschäftigen und um sie sich zu merken. Alle kognitiven Ressourcen bilden erstens die Grundlage für die Fähigkeit, sich auf der Basis aktueller Information zu entscheiden und um mögliche Konsequenzen in Erwägung zu ziehen.

Kognitive Ressourcen bilden zweitens die Grundlage für das Lernen, das auch bei älteren Menschen von Bedeutung ist. Die lernende Aneignung neuer Problemlösungen, z. B. Techniken oder die Nutzung von Hilfsmitteln im Haushalt, sind immer auch mit Lernen verbunden.

Kognitive Ressourcen ermöglichen drittens die Teilnahme am sozialen Leben, da es hier z. B. um die Aufmerksamkeit gegenüber anderen Menschen oder der längeren Konzentration auf eine gemeinsame Aufgabe oder Gesprächsinhalte geht.

Die drei Arten der kognitiven Ressourcen bilden wiederum die Basis für die kognitive Selbstkontrolle. Sie ist nötig für die soziale Teilhabe und für funktionelle Fähigkeiten, die die Unabhängigkeit der älteren Menschen sichern (vgl. Schumann, 2020).

> Eine mögliche Leitfrage ist: *Welche Situationen verbinden Sie mit guten Erinnerungen und was waren die Gründe?* Diese Frage zielt ab auf die Erinnerung an positive Situationen, die ausführlicher dargestellt werden sollen, um die Plausibilität und die Vollständigkeit der Schilderungen einzuschätzen.

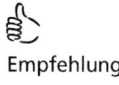
Empfehlung

Unter *sozialen Ressourcen* wird die Kommunikationsfähigkeit als Basis für die Kontakt- und Beziehungsfähigkeit verstanden. Kommunikation umfasst die verbale oder nonverbale Sprach- und Sprechfähigkeit der älteren Menschen. Dabei geht es auf der einen Seite um die korrekte Verwendung der Sprache und ihrer Worte und auf der anderen Seite um die Möglichkeiten der Äußerungen in Worten, in Schrift und in Gesten. Sensorische Ressourcen umfassen die Hör- und Sehfähigkeit, die dem verbalen oder gestisch-mimischen Ausdruck vorgelagert sind. Zunächst müssen Eindrücke, gesprochene Worte und Schrift eindeutig erfasst und wahrgenommen werden, um darauf eine persönliche Einschätzung, eine Entscheidung oder eine Antwort zu geben. Kommunikationsfähig sein verhindert persönlichen Rückzug, weil soziale Kontakte ohne oder mit wenigen Einschränkungen aufgenommen und gepflegt werden können (vgl. Schumann, 2020).

Die Art und Weise der Kommunikation bildet die Basis für Kontakte zu anderen Menschen und den Aufbau von Beziehungen. Ältere Menschen pflegen nicht nur Kontakte zu ihrer Familie und Freunden, sondern auch zu professionellen Personen. Diese Kontakte sind ihnen bei sehr persönlichen Hilfestellungen, bei Alltagsaktivitäten oder im Haushalt behilflich und gehören aus diesem Grund zu ihrem sozialen Netzwerk, welches sie gestalten und aufrechterhalten. Ob ein Netzwerk stabil und damit zuverlässig funktionieren kann, hängt von der Beziehungsfähigkeit des älteren Menschen ab. Damit ist eine gegenseitige Zuverlässigkeit gemeint. Sie bildet den Kern der sozialen Selbstkontrolle.

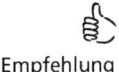
Empfehlung

Um die Vertrauenspersonen in Erfahrung zu bringen, bieten sich die Leitfragen an: *Wen zählen Sie zu Ihren Vertrauenspersonen? Auf wen können Sie sich verlassen?*

2.2.2 Ressourcen als Basis für Alltagskompetenzen

Alle körperlichen, psychischen, emotionalen, kognitiven oder sozialen Ressourcen sind eine Basis für die Ausführung von Alltagskompetenzen. Die Selbstregulation und Selbstwirksamkeit sind Mechanismen, die die Grundlage für die Ausführung der Alltagsaktivitäten bilden. Alle zwei Mechanismen können von geriatrischen Patient*innen umfänglich genutzt werden, wenn die unterschiedlichen Ressourcen zur Verfügung stehen und die darauf aufbauenden Kompetenzen umfänglich genutzt werden können. Sie versetzen sie in die Lage, ihre verloren gegangene Unabhängigkeit wiederzuerlangen oder zu erhalten.

In einem interdisziplinären Team fördern unterschiedliche Berufsgruppen die Ressourcen. Zu nennen wären Physiotherapie, Ergotherapie, Logopädie und Psychologie. Sie fördern kognitive oder körperlich-funktionelle Ressourcen. Pflegende nutzen die bereits geförderten Ressourcen, um sie in Ausübung von Alltagskompetenzen zu integrieren.

2.2 Ressourcen und Kompetenzen im Alter

> **Eine Frage zur Selbstreflexion**
>
> In einem interdisziplinären Team sind die Zuständigkeiten für die Förderung der Ressourcen und der Alltagskompetenzen verteilt. Welche Berufsgruppe kümmert sich um welche Art von Ressourcen und welche um die Alltagskompetenzen?

Um die eigene Selbstregulation zu aktivieren, hört der Mensch in sich hinein und vernimmt sein »Bauchgefühl« oder seine Intuition. Es spiegelt eigene Gefühle, eigene Erfahrungen und eigene Werte wider. Diese können sich widersprechen und sich als innere Unruhe äußern. Daraus resultierend kann es zur Wiederherstellung der Handlungsfähigkeit führen, da eine Motivation entsteht, die aktuelle Situation zu verändern. Innere Unruhe, Motivation und Handlungsfähigkeit sind die Voraussetzung für persönliche Entscheidungen, die zur Veränderung der Lebenssituation getroffen werden müssen.

Persönliche Entscheidungen üben auf den älteren Menschen einen positiven Einfluss aus, denn sie fördern die praktische Umsetzung der Entscheidung, ihre Handlungsfähigkeit und damit die angestrebte Zielerreichung.

Ein leichtes Erreichen von persönlichen Zielen führt zu einem schnellen oder auch großen Erfolg, was die Motivation zu mehr Erfolg nach sich zieht. Persönlicher (Rehabilitations-)Erfolg bildet die Basis für ein subjektives Wohlbefinden und Lebensqualität. Ein schweres Erreichen von persönlichen Zielen führt zu Misserfolg oder zur hartnäckigen Zielverfolgung, was wiederum die Umsetzung befördern kann.

Die Selbstregulation kann auch von äußerem Druck beeinflusst werden. Dieser führt selten zur Überzeugung, bestimmte Ziele zu erreichen, sondern eher zu einer Verpflichtung für Angehörige etc., etwas oder ihnen einen Gefallen zu tun. Dabei übernimmt der Wille im Sinne von Disziplin und Selbstkontrolle die Aufgabe, das angestrebte Ziel zu erreichen.

Selbstregulation ist die Basis für Selbstwirksamkeit und setzt alle Ressourcen abgestimmt und umfänglich ein, um den Alltag und die Freizeit zu gestalten. Gerade älteren Menschen stehen nicht mehr alle Ressourcen zur Verfügung. Gründe dafür sind der Alternsprozess, gesundheitsbedingte Einschränkungen sowie chronische und akute Erkrankungen. Sie führen ihnen körperliche, emotionale, kognitive und soziale Grenzen vor Augen, was zur Abwertung ihrer Selbstwirksamkeit führen kann. In der Folge verlieren sie das Vertrauen, für sich noch etwas bewirken zu können. Das Vertrauen in die eigene Selbstwirksamkeit dagegen stärkt die Unabhängigkeit von personeller Hilfestellung. Dies bildet die Grundlage für die Ermächtigung zur eigenen Ausführung aller Alltagskompetenzen.

Erkundungsaufgaben

1. Bitte suchen Sie sich eine geriatrische Patientin/einen geriatrischen Patienten und ermitteln ihre/seine Ressourcen mit dem oben beschriebenen Schema.
2. Bitte nehmen Sie die Befunde des geriatrischen Basis-Assessments zur Hilfe, um die individuellen Ressourcen der geriatrischen Patientin/des geriatrischen Patienten zu ermitteln.

2.3 Ein differenziertes Altersbild im bio-psycho-sozialen Modell

Das bio-psycho-soziale Modell eignet sich besonders gut für die Abbildung der geriatrischen Rehabilitation, denn es kennt biologische, psychologische und soziale Einschränkungen (▶ Abb. 2). Des Weiteren verfolgt seine Umsetzung das Ziel, Selbstständigkeit, Selbstbestimmung und damit soziale Teilhabe zu ermöglichen. Übertragen auf die Lebenssituation und das Lebensumfeld von geriatrischen Patient*innen führt die Berücksichtigung körperlicher, kognitiver und sozialer Ressourcen zu der Möglichkeit, Anschluss an das »ganz normale Leben« und »das gute eigene Leben« zu behalten oder wieder zu erreichen.

Das differenzierte Altersbild im bio-psycho-sozialen Modell orientiert sich an den Vorstellungen der geriatrischen Person, ein gutes, unabhängiges Leben zu führen. Dazu gehören nicht nur die Erfassung und Bewertung von Krankheit, sondern auch die von Gesundheit und dem aktuellen Erleben des Alltags und der Freizeit.

Ein Gesundheitsproblem, d. h. eine funktionelle Einschränkung oder eine Krankheit, führt zu Veränderungen bei den Körperfunktionen wie z. B. der Bewegung. Kognitive oder emotionale Einschränkungen verursachen Probleme mit dem Gedächtnis, der Motivation und der Stabilität der eigenen Identität. Diese wiederum haben Auswirkungen auf die Partizipation/Teilhabe, wenn bestimmte Orte zum Gemeinschaftserleben nicht aufgesucht werden können oder Angst das Verlassen der Wohnung unmöglich macht. Eingeschränkte Partizipation und Teilhabe bergen die Gefahr der Isolation und Vereinsamung.

Das bio-psycho-soziale Modell und seine Aspekte richten sich nicht an der Heilung einer Erkrankung aus, sondern an dem sog. Normalitätsprinzip. Gesundheitliche Einschränkungen gilt es in den Alltag und in die Freizeit zu integrieren, gerade wenn sie irreversibel sind. Zur Verwirklichung des Normalitätsprinzips muss der ältere Mensch in seine gesamte Lebenssituation einbezogen sein, also allumfänglich teilhaben können. Die Bündelung aller

2.3 Ein differenziertes Altersbild im bio-psycho-sozialen Modell

Ressourcen zu Alltagskompetenzen bildet die Basis für die Teilhabe. Darunter ist die finanzielle, soziale, politische und digitale Teilhabe zu verstehen.

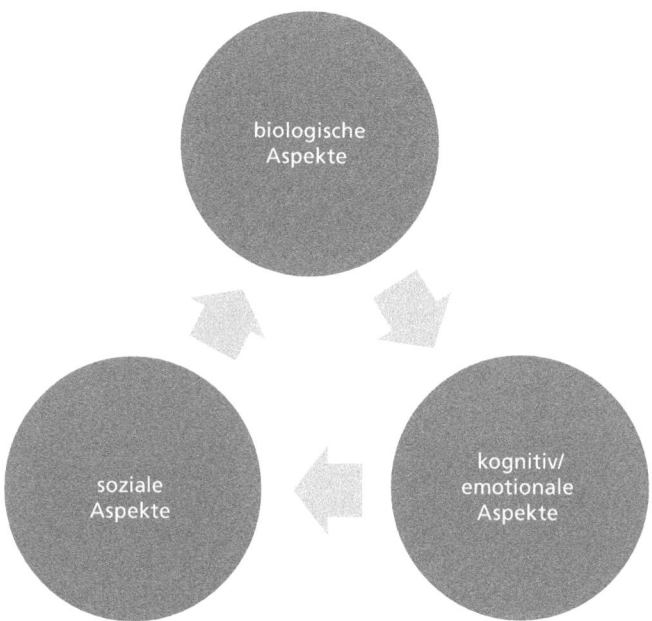

Abb. 2:
Die Grundprinzipien des bio-psycho-sozialen Modells (eigene Darstellung)

Ein normales Leben ist geprägt von Möglichkeiten zur sinnstiftenden Aktivierung, zur Erholung von aktiven Phasen, zur Ablenkung und zur Pflege von sozialen Kontakten. Anregende Gespräche, soziale Kontakte und Geselligkeit tragen nachweislich zum Wohlbefinden bei. Soziale Kontakte ermöglichen das Zusammensein und damit einen Gemeinschaftsbezug, der zu sozialer Stabilität führen soll. Dadurch besteht die Möglichkeit der Mitbestimmung und Beteiligung bei der Alltags- und Freizeitgestaltung. Ältere Menschen möchten produktiv sein, das kann in Form von kreativen Tätigkeiten oder dem Kennenlernen neuer Handlungsweisen im Alltag oder in der Freizeit vollzogen werden. Produktivität entsteht durch lebenslanges Lernen, d. h. ältere Menschen können umlernen und neu lernen. Dieses Bedürfnis ist die Grundlage für die geriatrische Rehabilitation. Lernen führt auch zu einer Selbsterfahrung, die Lernen abschließt. Ältere Menschen können im Rahmen der Selbsterfahrung feststellen, ob sie einen Lernerfolg hatten oder nicht. Von dieser Feststellung hängen die nächsten Entscheidungs- und Handlungsschritte ab (vgl. Schumann, 2021).

> **Erkundungsaufgabe**
>
> Welche Alltagskompetenzen benötigt ein alter Mensch für sein Ziel »ich will wieder nach Hause«? Beschreiben Sie diese in Stichworten.

3 Das Prinzip lebenslanges Lernen: Rehabilitation als ein Lernangebot

Beim Lernen handelt es sich um den Erwerb von körperlichen, kognitiven, sozialen und emotionalen Kompetenzen für die Gestaltung eines eigenverantwortlichen Lebens. Lernen beinhaltet immer Selbsterfahrung, d. h. ältere Personen müssen ihre Kompetenzen so weit wie möglich selbst ausführen, um sie wieder selbst zu erleben und zu erfahren. Ein Rehabilitationsprozess kann als ein Lern- und damit als ein Entwicklungsprozess gesehen werden, in dem die Ausführung von Kompetenzen immer wieder erlebt werden soll. Folglich kommen ältere Menschen nicht umhin, sich aktiv am Lernen zu beteiligen und nehmen eine Verpflichtung auf sich, am Rehabilitationsprozess mitzuwirken. Diese Mitwirkungspflicht besteht auch in der geriatrischen Frührehabilitation, auch wenn immer wieder akute Krankheiten oder unerwünschte gesundheitliche Einschränkungen das Lernen und damit die Rehabilitation vorübergehend behindern können.

Eine persönliche Entwicklung findet über die gesamte Lebensspanne statt und folglich auch im Alter. Lernbedarf kann bei älteren Menschen darin bestehen, mit gesundheits- und krankheitsbedingten Unterbrechungen der Alltags- und Freizeitgestaltung umzugehen und an ein Niveau wieder anzuschließen, welches die selbstständige, selbstbestimmte und größtmögliche Alltags- und Freizeitgestaltung zulässt.

Im Mittelpunkt steht das Lernen im Umgang mit der persönlichen Gesundheit, chronischen und akuten Erkrankungen sowie dem Alternsprozess an sich, um das Erleben von subjektiver Lebensqualität zu fördern. Dieser besondere Lernansatz wird als die Erlangung einer Gesundheitskompetenz bezeichnet. Im Detail handelt es sich bei Gesundheitskompetenz um das Wissen, die Motivation und die Fähigkeit, gesundheitsrelevante Informationen ausfindig zu machen, zu verstehen, zu beurteilen und zu nutzen. Dies ist notwendig, um die Gesundheit zu erhalten, um sich bei Krankheiten die nötige Unterstützung durch das Gesundheitssystem zu sichern oder um sich kooperativ an der Behandlung und Versorgung zu beteiligen, damit die dazu nötigen Entscheidungen getroffen werden können (vgl. Quenzel & Schaeffer, 2016).

Die Entwicklung einer Gesundheitskompetenz soll dazu führen, dass ältere Personen sich gesünder fühlen und aktiver sind, weil sie gelernt haben, sich ihre Normalität selbst zu gestalten. Sie haben gelernt, neue Lösungen für auftretende gesundheitsbedingte oder alltagsbezogene Probleme zu finden. Schwierigkeiten bereitet älteren Menschen zwischen 65 bis 80 Jahren beispielsweise das Verständnis eines Beipackzettels für Medikamente, die Entscheidung zum Hinzuziehen einer zweiten ärztlichen Meinung und die

Identifikation seriöser Informationen zu ihren Erkrankungen oder Einschränkungen. Dabei handelt es sich um konkrete Themen, die im Sinne der Förderung der Gesundheitskompetenz gut angegangen werden können (vgl. Quenzel & Schaeffer, 2016).

Alle Menschen möchten lernen und sie sind in der Lage dazu. Dies wiederum ermöglicht die Anpassung an verschiedene Rahmenbedingungen und neue Situationen, aber auch ihre aktive Beeinflussung. Sowohl Anpassung als auch aktive Beeinflussung sind Strategien, um selbstbestimmt zu leben und selbstständig zu bleiben. Lebenslanges Lernen ist also existenziell.

Alte Menschen haben ihre eigenen Lernwege. Lernen bei älteren Menschen findet vor dem Hintergrund ihrer Lebenserfahrung statt und etwas neu zu lernen wird erforderlich, wenn die Lebenserfahrung keine bewährte Lösung bereithält. Etwas neu zu lernen ist dann nötig, wenn eine Diskontinuität eintritt, z. B. durch die Konfrontation mit neuer Technik oder die Unterbrechung einer Alltagsroutine nach einem Sturz. Eine Erkrankung kann ebenfalls eine Diskontinuität hervorrufen, die in ihrem Verlauf das Wiedererlernen und Hinzulernen erforderlich macht, weil es die einzige Möglichkeit ist, die eigene Ausweglosigkeit zu beenden (vgl. Brinkmann, 2008).

Das Erlernen einer Lösungsmöglichkeit kann gelingen, aber auch genauso gut scheitern. Die Möglichkeit des Scheiterns kann als eine psychische Last oder auch als ein körperlich-leibliches Phänomen im Sinne von Unwohlsein, Schmerz und Schwäche empfunden werden. Lernerfahrungen bei älteren Menschen sind nicht nur geistig-intellektuelle Erfahrungen, sondern auch leiblich-körperliche. Letztere können in den Vordergrund treten und z. B. rehabilitative Behandlungen erschweren. Da das Lernen bei älteren Menschen sowohl ein körperliches als auch ein kognitives Erlebnis ist, kann es folglich auf diesen beiden Ebenen positiv beeinflusst werden (vgl. Brinkmann, 2008).

Eine Frage zur Selbstreflexion

Welche pflegerischen Lernangebote gibt es für Ihre Patient*innen? Beschreiben Sie diese.

4 Besonderheiten der Lebensspanne Alter

Das Alter oder Altern kann aus verschiedenen Perspektiven betrachtet werden. Es existiert eine medizinische Perspektive, in deren Mittelpunkt funktionsfähige Organe stehen, die es der geriatrischen Person ermöglicht, ohne nennenswerte körperliche Einschränkungen zu leben. Die psychologische Perspektive, die sich mit Fragen der Entwicklung, des Lernens, dem Umgang mit Niederlagen und Erfolgen beschäftigt, spielt im Zusammenhang mit einem »guten Leben« im Alter ebenfalls eine große Rolle.

Die Besonderheit der Lebensspanne Alter ist, dass der Mensch trotz abnehmender körperlicher Kräfte eventuell auch bei kognitiven Einschränkungen seine Identität weiterentwickelt. Auf diesem lebenslangen Bedürfnis sich zu entwickeln basiert die Überzeugung, dass eine geriatrische Rehabilitation eine positive Wirkung erzielen kann.

Allerdings verlangt das Alter die Konzentration der Kräfte und die gezielte Nutzung vorhandener Ressourcen. Dies geht einher mit der Abgabe von Verpflichtungen oder Anforderungen, um mit den verbleibenden Ressourcen zu persönlich überzeugenden Ergebnissen in der Alltags- und Freizeitgestaltung zu kommen.

Die Lebensspanne Alter unterliegt aber zwei zentralen Entwicklungen: Die*Der geriatrische Patient*in strebt nach der Aufrechterhaltung eines bestehenden Funktionsniveaus und möchte Verluste von Kompetenzen vermeiden. Erst ein Gleichgewicht dieser Entwicklungen führt zu subjektivem Wohlbefinden und damit zur Lebensqualität.

> **Eine Frage zur Selbstreflexion**
>
> Was wird bei Ihren Patient*innen unter »gutem Leben« verstanden?

Es stellt sich nun die Frage: Wie versuchen alte Menschen, insbesondere geriatrische Patient*innen, dieses Gleichgewicht herzustellen?

Das Modell der selektiven Optimierung mit Kompensation (SOK-Modell) basiert auf theoretischen Überlegungen, wie eine erfolgreiche Entwicklung im Erwachsenenalter und damit auch im Alter erfolgen kann. Es nimmt das Entwicklungsbedürfnis nach Zuwachs und Maximierung persönlichen Gewinns sowie die Minimierung von Verlusten und Enttäuschungen auf. Dies geschieht durch das Zusammenspiel von drei Entwicklungsprozessen: Selektion, Optimierung und Kompensation.

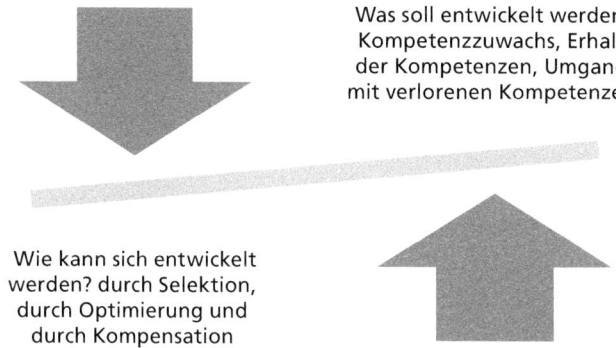

Abb. 3: Entwicklungsziele und -prozesse im SOK-Modell nach Baltes (eigene Darstellung)

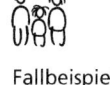

Fallbeispiel

Überlegen wir uns als Beispiel für die Anwendung des SOK-Modells die geriatrische Patientin Frau S. Sie hat das Bedürfnis, ihre Ressourcen zu Kompetenzen zu bündeln und zu maximieren. Falls das nicht funktioniert, ist sie an deren Erhalt interessiert. Kommt es zu Verlusten bei körperlichen, psychischen oder sozialen Kompetenzen, ist es ihr Ziel, diese konstruktiv zu bewältigen.

Mit dem Prozess der Selektion trifft Frau S. eine Auswahl von Alltags- oder Freizeitaktivitäten und konzentriert sich dabei auf die Aktivitäten, die notwendig sind (z. B. Bewegung) und eine hohe persönliche Relevanz besitzen (z. B. bestimmte Menschen treffen). Im weiteren Verlauf versucht sie sich zu spezialisieren und zu perfektionieren, d. h. sie möchte eine hohe Kompetenz in wenigen Aktivitäten erreichen, diese aber perfekt ausführen (z. B. Laufen). Darüber vernachlässigt Frau S. andere Aktivitäten, die sie als nicht so relevant einstuft. Das Abwägen zwischen der Anzahl der präferierten Aktivitäten und der Optimierung mit begrenzten Ressourcen kann zu einer Kompensation führen, die es ihr erlaubt, ihr angestrebtes Funktionsniveau zu erhalten und sich Wohlbefinden und Lebensqualität zu schaffen.

Die meisten Handlungsansätze stehen ihr als Person, also intrinsisch zur Verfügung. Der Umgang mit den angestrebten Zielen entscheidet darüber, ob es zur Förderung oder dem Erhalt von persönlichen Kompetenzen kommt. Reichen die Kompetenzen und die Motivation durch eigene Ziele nicht aus, erwägen ältere Menschen den Gebrauch von personeller Unterstützung durch aktivierend-therapeutische Interventionen.

Der Prozess der Selektion baut ausschließlich auf den verschiedenen Möglichkeiten der Zielerreichung auf. Ziele werden gebildet und gesetzt, sie können erweitert, aber auch verworfen werden. Es können genauso gut auf halbem Weg neue Ziele gesetzt oder sich auf einzelne fokussiert werden, wenn absehbar ist, dass die Balance zwischen gesetztem Ziel und den vorhandenen Ressourcen zum Misserfolg führen wird.

Die Optimierung, also der Prozess der Zielerreichung, wird unterschiedlich gestaltet. Geriatrische Patient*innen nutzen dafür die Möglichkeiten des Erwerbs neuer Fertigkeiten, die Abstimmung vorhandener Fertigkeiten, das

Üben und das Trainieren. Sie strengen sich an, nehmen sich Zeit, konzentrieren sich und nutzen günstige Gelegenheiten sowie Selbstmotivation. Erst wenn die eigenen Möglichkeiten ausgeschöpft sind, erwägen sie den Gebrauch von personeller Unterstützung.

Tab. 1: Die handlungstheoretische Perspektive im SOK-Modell (in Anlehnung an Freund, 2007)

Selektion	Optimierung	Kompensation
• Bildung von Zielen • Ziele nach Bedeutung sortieren • Auswahl bei verschiedenen Zielen vornehmen • Ziele in einen Kontext stellen • Ziele als Selbstverpflichtung annehmen • Anpassung des Zielstandards • Bildung neuer Ziele • Fokussierung auf wichtigstes Ziel	• Erwerb neuer Fertigkeiten/Ressourcen • Abstimmung von Fertigkeiten • Übung/Anstrengung/Training • Investieren von Zeit • Fokussierung der Aufmerksamkeit • Nutzen günstiger Gelegenheiten • Selbstmotivation • Gebrauch externer Hilfe	• Substitution von Handlungsmöglichkeiten • Mobilisierung latenter Reserven • Vermehrtes Üben/Trainieren • Vermehrtes Investieren von Zeit • Selbstdisziplin • Andere zum Vorbild nehmen • Gebrauch externer Hilfe • Therapeutische Interventionen

Die Kompensation kann in Form des Austauschs von Handlungsmöglichkeiten bestehen. Durch vermehrtes Trainieren, Zeit nehmen und mit Selbstdisziplin werden noch latent vorhandene Reserven mobilisiert. Auch hier ist die Nutzung von personeller Unterstützung durch therapeutische Intervention eine Möglichkeit.

Erkundungsaufgabe

Haben Sie in Ihrer Praxis geriatrische Patient*innen kennengelernt, die nach dem SOK-Modell gehandelt haben? Beschreiben Sie kurz deren Situation.

Eine Frage zur Selbstreflexion

Wenn das theoretische SOK-Modell auch in der Praxis Gültigkeit hat: Ab wann fordern alte Menschen professionelle Hilfe an?

5 Die Lebenssituation im Alter

Die Lebenssituation älterer Menschen und damit auch geriatrischer Patient*innen ist besonders. Die Lebensspanne Alter ist im Vergleich zu anderen sehr lange. Kindheit und Jugend machen ungefähr 20 Jahre des Lebens aus, das Alter kann bis zu 30 Jahre oder länger andauern. Die Altersgruppe der älteren Menschen ist sehr heterogen, d. h. ältere Menschen können bis ins hohe Alter selbstbestimmt und selbstständig leben. Andere dagegen leiden mit dem Eintritt ins Rentenalter an Erkrankungen, die ihnen ihre Autonomie beschneiden. Dabei neigen ältere Menschen dazu, die Einschränkungen ihrer persönlichen Autonomie auf den Alternsprozess zu schieben. Dabei vermeiden sie es auch Krankheiten in Erwägung zu ziehen. So ist es schwer, bei ihnen Einschränkungen durch den Altersprozess von behandlungsbedürftigen Erkrankungen zu unterscheiden, weil ihre Wahrnehmung und damit ihre Schilderungen den Alternsprozess betonen. Es besteht die Gefahr, dass behandlungsbedürftige Erkrankungen spät erkannt werden (vgl. Wurm et al., 2010).

Ältere Menschen legen Wert auf soziale Teilhabe. Diese können sie aber nicht immer verwirklichen, wenn Freunde oder Bekannte vor ihnen versterben oder pflegebedürftig werden. Umso wichtiger für sie ist das Zusammenleben mit jüngeren Generationen. Des Weiteren haben diese in ihrer Vergangenheit nicht immer das klassische Familienmodell gelebt und daraus resultierend hält die Diversität auch Einzug in ihr Leben.

Die Wahrnehmung älterer Menschen hat sich in der Zwischenzeit verändert. Ältere Menschen sind durchaus interessant als Konsument*innen für Gesundheitsleistungen, für Freizeitangebote, als Ehrenamtliche, als Wähler*innen oder als Vorbilder für junge Menschen. Alter steht nicht mehr nur für nachlassende Kräfte, für Schwachheit, für Krankheit und Pflegebedürftigkeit.

Alte Menschen klären ihre Fragen unter dem Einfluss von Ambivalenz. Gerade geriatrische Patient*innen unterliegen diesem Einfluss, denn ihnen ist bewusst, dass sie wichtige Entscheidungen in ihrer letzten Lebensphase treffen, in der sie vor kurzer Zeit gravierende gesundheitliche Probleme hatten. Ihnen ist auch bewusst, dass sie eine Fehlentscheidung ggf. nicht korrigieren können und Zugeständnisse an ihre Einschränkungen machen müssen.

Die Ambivalenz fungiert als ein entwicklungsdynamischer Prozess. Der Prozess des Alterns ist gleichermaßen verknüpft mit Enttäuschungen und Hoffnungen. Darin spiegelt sich ein Spannungsfeld zwischen produktiv und aktiv sein (Förderung der persönlichen Autonomie) und eine Belastung sein und anderen zur Last fallen (Zustand der Abhängigkeit).

Die Bevölkerungsgruppe der älteren Menschen nimmt stetig zu. In der Gruppe der älteren Menschen finden sich als Spiegel der Gesamtgesellschaft immer mehr gut ausgebildete und akademisch gebildete Personen, die ihren Forderungen Ausdruck verleihen können. Dazu gehören Forderungen nach altersgerechtem Wohnen, Erhalt und Förderung der Autonomie sowie Vermeiden von Abhängigkeit im Alltag und in der Freizeit.

Die Lebensplanungen im Alter werden unterbrochen durch Krankheit, durch den Alternsprozess sowie durch soziale, körperliche oder emotionale Veränderungen. Sie sind nicht immer planbar und verlangen von älteren Menschen immer wieder neue Anpassungsleistungen, um mit den Einschränkungen zu leben. Dennoch oder gerade deswegen bietet die Lebensspanne Alter Entwicklungsmöglichkeiten, die positiv auf Wohlbefinden und Lebensqualität wirken (vgl. Deutscher Bundestag, 1993).

In der Bevölkerungsgruppe der älteren Menschen finden sich auch Personen, die nicht (mehr) in der Lage sind, ihren Forderungen Ausdruck zu verleihen. Dazu zählen Menschen mit einer Demenz und/oder sehr isoliert lebende Personen. Sie sind darauf angewiesen, dass sich Freunde, Familie oder fremde Menschen ihrer Anliegen annehmen und diese für sie vertreten.

6 Der ressourcenorientierte Pflegeprozess

Überall da, wo Rehabilitation stattfindet, sind ressourcenorientierte pflegerische Ansätze vertreten. Ziel von Rehabilitation ist die Förderung der Selbstständigkeit, Selbstbestimmung und Teilhabe. Werden alte Menschen dahingehend befähigt und ermächtigt, kann Pflegebedürftigkeit gelindert oder vermieden werden.

Aus der Perspektive der Pflegewissenschaft sind die Ursachen von Pflegebedürftigkeit noch nicht ausreichend erforscht. Gründe dafür sind die noch junge Forschungsdisziplin Pflege und die Komplexität der Lebenssituation Pflegebedürftigkeit. Fehlende Forschungsergebnisse machen dennoch pflegerisches Handeln erforderlich. Dazu sollte die systematische Förderung der Ressourcen und Kompetenzen älterer Menschen im Zentrum von Pflege stehen. Damit umfasst Pflege nicht nur die Kompensation von Einschränkungen in den Alltagskompetenzen, sondern auch den gezielten Ausbau von alltäglicher Handlungskompetenz.

Ein ressourcenorientierter pflegerischer Ansatz ist die Aktivierend-therapeutische Pflege. Das Pflegekonzept wurde zunächst für die geriatrische Frührehabilitation entwickelt, kann aber auch in anderen pflegerischen Bereichen angewendet werden.

> **Eine Frage zur Selbstreflexion**
>
> Welche Vorstellungen haben Sie bis jetzt von der Aktivierend-therapeutischen Pflege?

Noch fehlende Wirksamkeitsbelege der Aktivierend-therapeutischen Pflege sollten nicht von ihrer Einführung in die pflegerische Praxis abhalten (vgl. Lübke, 2015). Das Konzept der Aktivierend-therapeutischen Pflege repräsentiert pflege- und rehabilitationswissenschaftliche Erkenntnisse. Um diese für ein praxisorientiertes Pflegekonzept zu nutzen, wurden die Erkenntnisse stark verdichtet. Es kommen Motive aus der Rehabilitation, wie die Frage nach dem Rehabilitationsziel, sowie die Formulierung von Handlungsschwerpunkten zur Priorisierung von Förderungs- und Pflegebedarf zum Tragen. Die (Weiter-)Entwicklung trägt dazu bei, ressourcenorientierte pflegerische Konzepte von den in der Praxis weit verbreiteten defizitorientierten Ansätzen abzugrenzen. Pflegende sind aufgrund ihrer Ausbildung mit einem defizitorientierten pflegerischen Vorgehen vertraut, sodass die Umsetzung eines konsequent ressourcenorientierten Ansatzes eingehende Reflexion der gesamten pflegerischen Praxis bedarf.

6.1 Einführung in die Grundlagen der Rehabilitation und Frührehabilitation

Das Rehabilitationsangebot in der Bundesrepublik Deutschland umfasst zahlreiche Angebote. Zu nennen wären hier Angebote der medizinischen Rehabilitation bei ausgewählten medizinischen Diagnosen (z. B. bösartige Erkrankungen) oder die Wiedereingliederung in das Arbeits- und Berufsleben (z. B. nach einem Arbeits- oder Wegeunfall). Ein weiteres Angebot, das sich speziell an ältere Menschen richtet, ist die sogenannte geriatrische Frührehabilitation (z. B. bei einer vorliegenden Multimorbidität). Neben unterschiedlichen Indikationen für spezielle Rehabilitationsangebote übernehmen verschiedene Kostenträger, z. B. die Krankenversicherung, die Unfallversicherung oder die Rentenversicherung, die Behandlungskosten.

Definition

Der Begriff *Rehabilitation* bezeichnet ein Angebot zur Wiedereingliederung einer kranken, körperlich oder geistig behinderten oder von Behinderung/Pflegebedürftigkeit bedrohten Person in das berufliche und gesellschaftliche Leben. Die Wiedereingliederung in das gesellschaftliche Leben setzt eine weitgehende Selbstständigkeit im Alltag voraus. Genau diesen Schwerpunkt macht sich die geriatrische Frührehabilitation zu eigen. Ziel aller rehabilitativer Leistungen für geriatrische Patient*innen ist die Vermeidung oder Linderung von Behinderung und Pflegebedürftigkeit und deren Folgen (vgl. BAR, 2021). Allgemeines Ziel der Leistungen zur medizinischen Rehabilitation ist, eine drohende oder bereits manifeste Behinderung oder Pflegebedürftigkeit abzuwenden, eine Verschlimmerung zu vermeiden oder ihre Folgen zu mildern.

Definition

Der Begriff der geriatrischen Frührehabilitation beschreibt strukturierte, interdisziplinäre und rehabilitative Maßnahmen und ist in die stationäre Akutbehandlung (stationär und tagesklinisch) der geriatrischen Patient*innen integriert. Ziel der geriatrischen (Früh-)Rehabilitation ist die Wiederherstellung der individuellen Selbstständigkeit in der Alltagsgestaltung zur Vermeidung von Pflegebedürftigkeit nach einer schweren Erkrankung oder im Umgang mit Multimorbidität.

6.2 Grundlagen der (Früh-)Rehabilitation

Das Angebot der geriatrischen Frührehabilitation richtet sich an geriatrische Patient*innen. Sie leiden an gesundheitlichen und krankheitsbedingten Problemen, die sich in funktionellen, kognitiven, psychischen und sozialen Einschränkungen äußern. Darunter ist das Vorliegen mehrerer chronischer und akuter Erkrankungen zu verstehen, die sich durch eine Chronifizierung verschlechtern können. Deshalb sind geriatrische Patient*innen auch stets von Pflegebedürftigkeit bedroht, welche es zu verhindern gilt. Die besondere Situation von geriatrischen Patient*innen ist geprägt vom Umgang mit chronischen Erkrankungen, einer neuerworbenen akuten Erkrankung und der Bewältigung des Alternsprozesses.

Parallel zur Bewältigung der chronischen und akuten Erkrankungen kommt ein Lern- und Entwicklungsprozess in Form einer Rehabilitation hinzu. Der Rehabilitationsprozess kann aus diesem Grund auch als ein Lern- und Trainingsprozess verstanden werden. Beim Training handelt es sich um eine praktische Lernmöglichkeit und die Gelegenheit zur Selbsterfahrung. Dabei können sowohl positive als auch negative Erfahrungen gesammelt werden, die für das Alltagsleben der geriatrischen Patient*innen von Bedeutung sind. Aufgrund dessen sind die übergeordneten Ziele von Rehabilitation wie folgt definiert:

1. die Verringerung der funktionellen Einschränkungen,
2. eine Verschlechterung der funktionellen Einschränkungen zu vermeiden und
3. die Stabilisierung oder Verbesserung des gegenwärtigen Zustands in der Ausführung der Alltagskompetenzen.

Weitere Ziele von Rehabilitation lauten:

- die Verlangsamung des Fortschreitens einer chronischen Erkrankung,
- die Linderung von Beschwerden,
- die Adaption an einen bestehenden instabilen Zustand,
- die Vermeidung der Adaption an nicht physiologische Bewegungs- oder Verhaltensmuster, die eine Komplikation nach sich ziehen könnten,
- das Lernen und Trainieren von neuen Bewegungsabläufen oder Verhalten zur Kompensation einer Funktionseinschränkung,
- die Gestaltung eines Lebensumfeldes, in der die geriatrischen Patient*innen auch mit bestehenden Funktionseinschränkungen leben können, sowie
- die Förderung eines sozialen Netzwerkes, an dem sie auch mit bestehenden Funktionseinschränkungen teilhaben können (vgl. BAR, 2021).

Um diese Ansätze zu verfolgen, richten sich alle rehabilitativen Angebote an den persönlichen Zielen der geriatrischen Patient*innen aus. Rehabilitation erfüllt zahlreiche Funktionen, die individuell auf den Einzelfall abgestimmt werden sollten. Damit kann eine Über-, aber auch eine Unterforderung mit einer verpassten Zielerreichung vermieden werden.

Die gemeinsame Planung des Rehabilitationsprozesses kann am besten gelingen, wenn die individuelle Perspektive der geriatrischen Patient*innen bekannt ist. Der Verstehensprozess beginnt deshalb gleich zu Beginn der (Früh-)Rehabilitation mit der Frage nach dem persönlichen Rehabilitationsziel, der Durchführung des geriatrischen Basis-Assessments, der Festlegung erster (Pflege-)Diagnosen und dem Ermitteln der person-orientierten Perspektive zu einzelnen Ressourcen.

Für die Pflegenden im therapeutischen Team sind folgende Aufgaben elementar:

- die Erhebung des Barthel-Index zur Einschätzung der vorhandenen Selbstständigkeit,
- die Einschätzung pflegerelevanter Ressourcen und Risiken,
- die Erstellung zutreffender Pflegediagnosen,
- die anschließende Aufklärung der geriatrischen Person,
- gefolgt vom Treffen gemeinsamer Entscheidungen über die folgenden aktivierend-therapeutischen Interventionen.

Der Kommunikations- und Verstehensprozess endet mit der wöchentlichen interdisziplinären Würdigung des gesamten Rehabilitationsverlaufs und ggf. mit einer Zielanpassung.

Erkundungsaufgaben

1. Fragen Sie bitte zwei geriatrische Patient*innen nach ihrem Ziel, welches sie während des Krankenhausaufenthaltes in der Geriatrie verfolgen.
2. Entwickeln Sie erste Ideen, wie Sie pflegerisch die Zielerreichung unterstützen können.

6.3 Der person-orientierte Ansatz in der Rehabilitation

Im Rahmen der generalistischen Ausbildung wird der Begriff der *Personorientierung* eingeführt. Damit wird betont, dass es sich bei allen Beteiligten um Personen handelt, die miteinander einen Rehabilitationsprozess gestalten. Es geht nicht um die Versorgung eines »Objekts«, (hier der geriatrischen Person), das einen professionell festgelegten Rehabilitationsprozess über sich ergehen lassen muss, sondern um die Integration in sämtliche Entscheidungen, die den persönlichen Rehabilitationsprozess betreffen (vgl. Fachkommission nach § 53 Pflegeberufegesetz, 2020). Nur die geriatrischen Patient*innen sind in der Lage, die eigenen Bedarfe für die Alltagsgestaltung zu formulieren, da nur sie ihren häuslichen Kontext und ihre Anforderungen an den Alltag kennen.

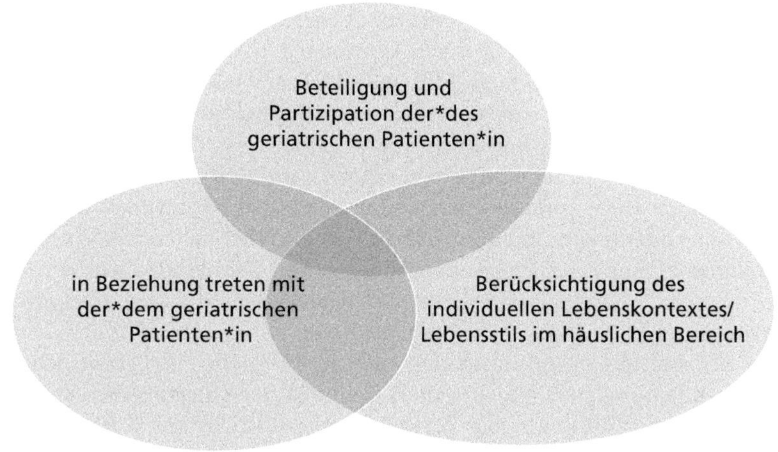

Abb. 4:
Der person-orientierte Ansatz (vgl. Ein-STEP, 2017)

- Beteiligung und Partizipation der*des geriatrischen Patienten*in
- in Beziehung treten mit der*dem geriatrischen Patienten*in
- Berücksichtigung des individuellen Lebenskontextes/ Lebensstils im häuslichen Bereich

Der person-orientierte Ansatz stellt die geriatrischen Patient*innen in den Mittelpunkt. Sie werden aktiv am gesamten Rehabilitationsprozess beteiligt. Dadurch bauen Pflegende eine Beziehung durch Kommunikation und Interaktion zu ihnen auf. Durch das Treffen gemeinsamer aktivierend-therapeutischer Entscheidungen und deren Umsetzung partizipieren sie am gesamten Rehabilitationsprozess. Bei der Gestaltung des Rehabilitationsprozesses werden das häusliche Umfeld, der alltagspraktische Kontext und der Lebensstil berücksichtigt.

> **Erkundungsaufgaben**
>
> 1. Fragen Sie zwei geriatrische Patient*innen nach ihrem privaten Lebenskontext, z. B. nach ihrer Wohnsituation, ihrem Lebensstil, ihrer Freizeitgestaltung.
> 2. Entwickeln Sie erste Ideen, wie Sie ihren Patient*innen pflegerisch dabei helfen können, ihre Lebensgewohnheiten wieder zu verwirklichen.

6.3.1 Die fördernde Prozesspflege

Die fördernde Prozesspflege ist eng mit dem Namen Monika Krohwinkel verbunden. Ihre pflegewissenschaftliche Arbeit legte den Grundstein für ihr

Pflegemodell »Fördernde Prozesspflege«, welches auf ihre Arbeit zur rehabilitierenden Prozesspflege am Beispiel von Apoplexiekranken zurückgeht. Nicht zuletzt wegen des fördernden und prozessorientierten Ansatzes erlangt die Arbeit von Monika Krohwinkel eine besondere Bedeutung für das Pflegekonzept der Aktivierend-therapeutischen Pflege.

Eine fördernde bzw. Aktivierend-therapeutische Pflegepraxis setzt zunächst einmal voraus, dass es eine geriatrische Person gibt, die als förderungswürdig und als dazu motiviert bezeichnet werden kann, und Pflegende, die die entsprechende Förderung anbieten möchten und dies auch können. Die Förderung durch Pflegende umfasst Motivation durch Interaktion in Form von Lernangeboten. Laut Krohwinkel handelt es sich bei der interaktiven Förderung um einen überwiegend unsichtbaren Ansatz, der sich für Dritte, z. B. für Angehörige, nicht ohne weiteres erschließt und deshalb auch an sie kommuniziert werden sollte (vgl. Krohwinkel, 2013).

Durch Förderung erfahren geriatrische Patient*innen auch eine körperlich-funktionale Dimension von pflegerischem Handeln. Dies erfasst das technisch-instrumentelle Handeln während des Aktivierend-therapeutischen Pflegeprozesses. Beispielhaft sind hier die begleitenden Informationen und Interaktionen zur Anleitung, zur Fazilitation und zum Training der geriatrischen Patient*innen zu nennen. Auch hier ist die Anbahnung für Interaktionen für Dritte nicht sichtbar, nur die der geriatrischen Patient*innen lassen sich beobachten und dadurch wahrnehmen (vgl. Krohwinkel, 2013).

Es geht des Weiteren um eine willentlich-emotionale Dimension, die sich in der pflegerischen Versorgung durch das Handeln der Pflegenden zeigt. Hierunter werden die pädagogisch-psychologischen Aspekte im Hinblick auf die Motivations- und Entscheidungsförderung im Sinne einer Beratung verstanden. Zu nennen ist hier die Überzeugung, dass geriatrische Patient*innen selbstständig sein möchten, in sie betreffende Entscheidungen einbezogen werden möchten und von Selbsterfahrungen profitieren, z. B. von erlebter Unter- und Überforderung als Basis für den aktivierend-therapeutischen Lern- und Entwicklungsprozess (vgl. Krohwinkel, 2013).

Daraus ergeben sich die primären pflegerischen Zielsetzungen der fördernden Prozesspflege: Erhalten, Fördern sowie Wiedererlangen von Unabhängigkeit und Wohlbefinden in der Ausführung ihrer Aktivitäten des täglichen Lebens und im Umgang mit den existenziellen Erfahrungen der aktuellen Lebenssituation, wie z. B. Angst, Unsicherheit sowie die drohende Abhängigkeit von anderen. Um diese pflegerischen Ziele zu erreichen, stehen den Pflegenden fünf Ansätze pflegerischer Hilfeleistung zur Verfügung:

- vorübergehend für die pflegebedürftige Person handeln, d. h. kurzzeitige Kompensation von Alltagskompetenzen
- sie durch belastende Situationen führen und leiten, die von Bewältigungsprozessen geprägt sind, oder gezielte Impulse setzen
- für eine Umgebung sorgen, die einer positiven Entwicklung förderlich ist
- Patient*in und persönliche Bezugsperson anleiten, beraten, unterrichten und fördern (vgl. Krohwinkel, 2013)

Die Anwendung der oben beschriebenen pflegerischen Hilfeleistung findet sich auch im Ansatz des Pflegekonzeptes der Aktivierend-therapeutischen Pflege wieder. Pflegerische Hilfestellung tritt im Zusammenhang mit den pflegerischen Interventionen auf und bildet ein Zusammenspiel aus psychologisch-pädagogisch-therapeutischen Herangehensweisen und den unter pflegefachlichen Gesichtspunkten gewählten Interventionen. Dieses Zusammenspiel wird bei der Aktivierend-therapeutischen Pflege besonders deutlich.

Zu den theoretischen Aussagen zur fördernden Prozesspflege nach Krohwinkel passt das Konzept des sog. Empowerments und damit auch in das Konzept der Aktivierend-therapeutischen Pflege. Im Wesentlichen handelt es sich bei Empowerment um folgende Aspekte (vgl. Kliche & Kröger, 2008):

- Die Beteiligung an allen Entscheidungen, d. h. eine gemeinsame Entscheidungsfindung zu aktivierend-therapeutischen Interventionen stellt sicher, dass die geriatrische Person eine Informationsbasis hat, Begründungszusammenhänge zu ihrer persönlichen Situation und der Intervention kennt und über Risiken und Chancen Bescheid weiß. Empowerment setzt auf die Partizipation der geriatrischen Patient*innen.
- Die Selbstwirksamkeitserwartung, d. h. das Vertrauen in den eigenen Körper, die Kognition und das soziale Umfeld, den Alltag wieder zu bewältigen, führt zu Selbstbewusstsein und Motivation, um bestehende funktionelle oder gesundheitliche Einschränkungen zu beheben. Eintretende Erfolge bestärken die Selbstwirksamkeitserwartung und setzen das Entwicklungspotenzial frei. Im Rahmen der Aktivierend-therapeutischen Pflege können deshalb geriatrische Patient*innen im geschützten therapeutischen Raum ihre Grenzen ausloten oder einzelne Aktivitäten verstetigen.
- Eine vorhandene soziale Unterstützung im Sinne eines tragfähigen Netzwerkes gibt Rückhalt und Sicherheit. Im Falle eines Misserfolgs ist ein Austausch darüber möglich oder Hilfe in greifbarer Nähe. Im Rahmen der Aktivierend-therapeutischen Pflege werden An- und Zugehörige in den Rehabilitationsprozess mit eingebunden und auch dazu befähigt, Hilfestellungen zu leisten.
- Die systematische Erfassung und Bewertung von Ressourcen und deren Förderung führen zum kontinuierlichen (Wieder-)Aufbau der persönlichen Kompetenzen. Sie bilden die Grundlage für eine selbstständige Ausführung aller Alltagskompetenzen, selbstbestimmte Entscheidungen und die Wahrnehmung von Teilhabe. Mit dem Ansatz, vorhandene Ressourcen zu fördern, darauf aufbauend die Kompetenzen zu trainieren und damit zu verstetigen, kann Aktivierend-therapeutische Pflege dabei unterstützen.
- Die Inanspruchnahme von Gesundheitsleistungen zielt auf das Wissen ab, was geriatrische Patient*innen über ihre Erkrankung etc. in Erfahrung bringen und wie sie für sich entsprechende Leistungsansprüche realisieren können, z. B. Rezepte und Pflegegrad beantragen, Hilfsmittel organisieren sowie Behandlungswünsche vortragen. Während der Aktivierend-therapeutischen Pflege findet dazu Information und Beratung statt.

- Die Fähigkeit zur Zielsetzung und -verfolgung ist für geriatrische Patient*innen essenziell, wenn sie eine persönliche Entwicklung vorantreiben möchten und müssen. Jede neue Erkrankung oder Einschränkung verlangt genau jene Entwicklung ab. Aus diesem Grund steht am Anfang des Rehabilitationsprozesses die Frage nach dem Rehabilitationsziel.
- Der Begriff der Innovation soll im Kontext von Empowerment und Aktivierend-therapeutischer Pflege dahingehend verstanden werden, ob geriatrische Patient*innen in der Lage sind, sich neue Entscheidungs- und Handlungsstrategien zur Alltagsbewältigung anzueignen. Dabei geht es um das Wiedererlernen, aber auch etwas neu zu erlernen, z. B. der Umgang mit Hilfsmitteln.

Mit Empowerment, aus dem Englischen übersetzt »Ermächtigung, Übertragung von Verantwortung«, werden Strategien und Interventionen erlernt, die den Grad an Autonomie und Selbstbestimmung im Leben von Menschen oder Gemeinschaften erhöhen sollen. Damit kann es ihnen ermöglicht werden, ihre Interessen (wieder) eigenmächtig, selbstverantwortlich und selbstbestimmt zu vertreten. Empowerment soll mit der Aktivierend-therapeutischen Pflege erreicht werden, um nachhaltig Pflegebedürftigkeit zu vermeiden (vgl. Kliche & Kröger, 2008).

Eine Frage zur Selbstreflexion

Können Sie die Grundprinzipien des Empowerments bezüglich körperlicher Mobilisation in Ihrer täglichen Arbeit erkennen?

6.3.2 Aktivierend-therapeutische Pflege

Die Besonderheit der aktivierenden Pflege ist die Befähigung bzw. Aktivierung der geriatrischen Patient*innen zu Fertigkeiten im Sinne der Alltagsaktivitäten. Sind sie dazu vorübergehend nicht in der Lage, besteht das therapeutische Angebot aus verschiedenen pflegerischen Interventionen und Methoden, um bestehende Einschränkungen zu beseitigen oder zu minimieren.

Eine Frage zur Selbstreflexion

Welche Alltagsaktivitäten können Sie während eines Krankenhausaufenthaltes fördern?
Bitte notieren Sie sich die Aktivitäten.

Die aktivierende und therapeutische Zielsetzung dieses Pflegekonzepts hebt sich von den eher defizitorientierten pflegerischen Ansätzen ab. Sie beschreibt nicht nur die vorübergehende Übernahme pflegerischer Verrichtungen, um ein vorübergehend aufgetretenes Defizit wie die Abhängigkeit bei der täglichen Körperpflege auszugleichen und zu kompensieren. Die Aktivierend-therapeutische Pflege geht noch einen Schritt weiter und versucht das Defizit auf Dauer zu beheben, um in einem weiteren Schritt die erlangte Unabhängigkeit auszubauen und eine Nachhaltigkeit zu erreichen. Schrittweise wird die angestrebte Unabhängigkeit zusammen mit den geriatrischen Patient*innen erarbeitet.

> Die Besonderheiten des aktivierenden und therapeutischen Ansatzes wurden 2018 von Mitgliedern der »Deutschen Fachgesellschaft für Aktivierend-therapeutische Pflege« (DGATP) in einer sektorenübergreifenden Definition festgelegt (Schumann, 2018). Sie entfaltet ihre Wirkung in der Geriatrie, Altenpflege oder Behindertenhilfe.

Empfehlung

Das Pflegekonzept der aktivierenden Pflege baut auf den Prinzipien der Befähigung der geriatrischen Patient*innen auf, körperliche, emotionale, soziale und geistige Ressourcen zu nutzen, um Alltagskompetenzen wiederzuerlangen. Für diese Befähigung, die in erster Linie auf der Selbsterfahrung im Umgang mit den eigenen Einschränkungen und vorhandener Ressourcen basiert, benötigen Pflegende das Vertrauen der geriatrischen Patient*innen, um aktivierend-therapeutisch tätig werden zu können.

Eine Befähigung der geriatrischen Patient*innen wird durch verschiedene pflegefachliche Schritte erreicht:

- ATP orientiert sich an den individuellen Fähigkeiten und Zielen der geriatrischen Patient*innen. Die pflegerischen Aufgaben sind am Ziel der betroffenen Personen ausgerichtet, sind vorausschauend geplant, inkludieren den häuslichen Kontext und schließen die Primär-, Sekundär- und Tertiärprävention mit ein.
- ATP baut auf gesundheitsbezogenen Pflegediagnosen auf, fördert dadurch die Selbstständigkeit, die Selbstbestimmung und die Teilhabe einer Person und damit den Erhalt und/oder die (Wieder-)Erlangung von Alltagskompetenzen.
- Sie kann auch Risikopflegediagnosen berücksichtigen, wenn es um die Prävention von körperlichen oder psychischen Schäden geht, z. B. der Sturz- und Dekubitusprävention.
- ATP-Angebote verstehen sich als Lernangebote mit dem Ziel, betroffene Personen zu befähigen, ihre Alltagsaktivitäten (wieder) selbst zu gestalten. Dazu steht eine begründete Auswahl pflegerischer Interventionen inkl. Information, Anleitung, Beratung, Training und Motivation zur Verfügung. ATP als dialogisches Prinzip bildet die Basis für die Beziehungsebene zwischen den betroffenen Personen, ihren An- und Zugehörigen sowie den Pflegenden.

- ATP wird individuell und situativ gestaltet sowie an einen sinnvollen Kontext angepasst, der die Motivation und Belastbarkeit der betroffenen Person berücksichtigt. Die betroffene Person und ihre An- und Zugehörigen bekommen dadurch Raum zum selbstbestimmten Agieren. Die Pflegenden reagieren, indem sie Alternativen und Optionen zur Problemlösung anbieten und die Fortschritte mit wacher Aufmerksamkeit beobachten. Die Wachsamkeit soll vor dem evtl. Eintritt eines Risikos schützen, ohne die Interaktionen der geriatrischen Patient*innen zu stören.
- ATP wirkt nachhaltig. Verloren gegangenes Selbstvertrauen in eigene körperliche, geistige, emotionale, soziale und spirituelle Ressourcen wird wieder erschlossen. Dadurch ist die betroffene Person längerfristig motiviert und erlangt dadurch das Durchhaltevermögen für die Alltags- und Freizeitgestaltung zu Hause.

6.3.3 Die praktische Umsetzung des Aktivierend-therapeutischen Pflegekonzepts

Die praktische Umsetzung des Aktivierend-therapeutischen Rehabilitations- und Pflegeprozesses erfolgt in Denkschritten, die nach Absprache mit den geriatrischen Patient*innen zu Handlungsschritten werden. Aus der Abfolge der Handlungsschritte entsteht ein praxisorientierter Aktivierend-therapeutischer Pflegeprozess.

Im Laufe der Gestaltung des Aktivierend-therapeutischen Pflegeprozesses werden umfangreiche Informationen zu den geriatrischen Patient*innen zusammengetragen. Zunächst interessiert die persönliche Perspektive hinsichtlich ihrer bisherigen Wohn- und Lebenssituationen. Im Rahmen des Erstgesprächs haben sie Gelegenheit, ihre vorhandenen Ressourcen, aber auch ihre Probleme und eigenen Strategien zur Problemlösung zu benennen. Aus ihrer persönlichen Situation heraus werden sie gebeten, ihr Rehabilitationsziel zu schildern.

Zahlreiche Befunde aus standardisierten Assessments, die die Dimensionen der kognitiven, körperlichen, emotionalen und sozialen Ressourcen oder Risiken konkretisieren, bilden die professionelle, interdisziplinäre Perspektive ab. Hinzu kommen kriteriengeleitete Einschätzungen, die im Bedarfsfall angewendet werden und bestimmte Risikofaktoren oder Merkmale identifizieren. Sowohl die Befunde aus standardisierten Assessments als auch die individuellen Einschätzungen von Risiken und Merkmalen bilden die professionelle Perspektive ab.

Nun liegt das persönliche Rehabilitationsziel, die persönliche und die professionelle Perspektive vor. Beide Perspektiven erfragen Themenbereiche aus den Handlungsschwerpunkten:

- Beziehungsgestaltung
- Mobilität
- Selbstpflege

Die folgenden Fragen sollen bei den Denk- und Handlungsprozessen unterstützen.

- *Schritt 1:*
  Bitte fragen Sie Ihre Patientin/Ihren Patienten, was noch selbst im Alltag bewältigt werden kann, auf welche persönlichen Ressourcen dabei vertraut wird und wie mit krankheitsbedingten Symptomen umgegangen wird. Ordnen Sie die gewonnenen Informationen den Themenfeldern Beziehungsgestaltung, Mobilität und Selbstpflege zu.
- *Schritt 2:*
  Bitte fragen Sie Ihre Patientin/Ihren Patienten nach dem Rehabilitationsziel, z. B.: Was möchten Sie während des Krankenhausaufenthaltes/in der nahen Zukunft erreichen?
- *Schritt 3:*
  Bitte führen Sie die pflegerischen Assessments und kriteriengeleiteten Einschätzungen zur pflegefachlichen Einschätzung durch. Beschreiben Sie die Befundung in wenigen Worten. Würdigen Sie die standardisierten Assessments und damit die Befunde anderer Berufsgruppen hinsichtlich der Relevanz für pflegefachliche Aspekte.
- *Schritt 4:*
  Bitte formulieren Sie ein erstes Therapieziel. Sie stellen dabei die Patient*innenperspektive der professionellen Perspektive gegenüber und können so entscheiden, was die ersten Schritte auf dem Weg zum Patient*innenziel sein können. Damit formulieren Sie das erste pflegerische Therapieziel, das zum Erreichen des Patient*innenziels nötig ist. Die Neubestimmung von Zielen kann wöchentlich wiederholt werden. Ein oder mehrere Therapieziele, die den Handlungsschwerpunkten Beziehungsgestaltung, Mobilität und Selbstpflege zugeordnet werden, sind die Grundlage für die Planung und Durchführung aktivierend-therapeutischer Interventionen.
- *Schritt 5:*
  Bitte entscheiden Sie zusammen mit der geriatrischen Person, welche aktivierend-therapeutischen Interventionen dazu geeignet sind, um das Therapieziel zu erreichen. Eine pflegerische Intervention besteht immer aus einer aktivierend-therapeutischen Methode, einer Intervention und der zu fördernden Alltagskompetenz. Bitte bedenken Sie bei der Planung, dass sich Anleitung, Training etc. über mehrere Tage hinziehen können und deshalb auch über mehrere Tage geplant werden sollten.
- *Schritt 6:*
  Bitte führen Sie die aktivierend-therapeutischen Interventionen nach Plan durch, notieren Sie, wie sie von den Patient*innen und Bewohner*innen angenommen werden, und ob pflegerische Risiken behoben werden konnten. Dieser Handlungsschritt erfolgt in der pflegerischen Praxis zusammen mit der*dem geriatrischen Patienten*in.

Erkundungsaufgabe

Bitte lesen Sie sich den folgenden Fall[2] (▶ Kap. 6.3.4) durch und lösen ihn anhand der Übersicht Denkschritte für die Fallbearbeitung (▶ Tab. 2). Bitte bearbeiten Sie jeden Schritt, um den Aktivierend-therapeutischen Pflegeprozess eigenständig zu erstellen. Halten Sie ihre Analyseergebnisse in Stichworten unter eigene Anmerkungen fest.

Tab. 2: Übersicht der Denkschritte für die folgende Fallbearbeitung (eigene Zusammenstellung)

1. Informationssammlung professionelle Perspektive	• Anamneseerhebung durch Erstgespräch mit Patient*in oder mit Angehörigen/Bevollmächtigten/Betreuer • Befunderhebung und Interpretation des geriatrischen Basis-Assessments des gesamten geriatrischen Teams • Würdigung der Krankengeschichte und der Medikamente Eigene Anmerkungen:
2. Zielabsprache zur Ermittlung der Patient*innenperspektive	• Patient*in gibt den Fahrplan für die geriatrische Frührehabilitation vor. • Das Patient*innenziel gilt als ein Arbeitsauftrag an das gesamte therapeutische Team und gewährleistet so die Selbstbestimmung der Person. • Aus dem Patient*innenziel leitet jede Berufsgruppe wöchentlich Therapieziele ab. Eigene Anmerkungen:
3. Feststellung des Pflegebedarfes zur Förderung der Aktivitäten des täglichen Lebens analog der aktivierend-therapeutischen Handlungsschwerpunkte	• Primär im Fokus steht die Ressourcenermittlung (physisch, psychisch, emotional und sozial) zu den Handlungsschwerpunkten: Beziehungsgestaltung, Mobilität, Selbstpflege • Sekundär zu betrachten ist das Erkennen von Problematiken und Pflegebedarf, die der Zielerreichung der Person entgegenstehen.

---

2 Das Beispiel beruht auf einem real existierenden Fall. Entsprechende Genehmigungen von der Patientin, Angehörigen und der Einrichtung wurden eingeholt und liegen vor.

6.3 Der person-orientierte Ansatz in der Rehabilitation

Eigene Anmerkungen:

Tab. 2:
Übersicht der Denkschritte für die folgende Fallbearbeitung (eigene Zusammenstellung)
– Fortsetzung

4. Erstellen eines Pflegeplans auf Basis der Therapieziele	• Priorität bei der Festlegung der Pflegemaßnahmen hat die Patient*innen- und/oder Angehörigenperspektive • Je nach Festlegung des Handlungsschwerpunktes werden aktivierend-therapeutische Maßnahmen/Konzepte/Hilfsmittel/Methoden/Maßnahmen genutzt (z. B. Bobath, Kinästhetik, Integrative Validation).

Eigene Anmerkungen:

5. Durchführung/ Umsetzung	• Die geplanten Maßnahmen werden laut Pflegeplan von allen Pflegenden umgesetzt. • Evtl. auftretende Rückschläge werden respektiert und die Maßnahmen angepasst. • Den Zeitrahmen und das Tempo der Durchführung werden flexibel gestaltet und an die Situation der Patientin/des Patienten angepasst.

Eigene Anmerkungen:

6. Evaluation/ Anpassung	• Wöchentlich erfolgt die Feststellung, inwieweit die Person ihr eigenes Ziel erreicht hat. • Anpassungen an die Pflegemaßnahmen werden vorgenommen. • Zum Ende des Aufenthalts in der Klinik werden ausgewählte Assessments, z. B. der Barthel-Index, wiederholt, um Pflegeergebnisse zu beschreiben.

Eigene Anmerkungen:

6.3.4 Ein Fallbeispiel: Frau B. – die Gestaltung eines Aktivierend-therapeutischen Pflegeprozesses

Fallbeispiel

Frau B. ist 91 Jahre alt und kommt aus einer anderen Klinik. Sie wurde dort aufgrund ihrer pertrochantären Femurfraktur am rechten Bein operiert und schließt jetzt eine geriatrische Frührehabilitation an. Postoperativ soll Frau B. für sechs Wochen ihr rechtes Bein mit 15 kg teilbelasten. Nach der Operation entwickelte sie ein Delir und einen Harnwegsinfekt aufgrund eines liegenden transurethralen Blasenverweilkatheters. Den Blasenverweilkatheter trägt sie noch, die Wunde an der Hüfte ist reizlos und verheilt gut. Sie leidet bereits an einer Demenz des Alzheimer-Typs. Weitere Diagnosen sind eine arterielle Hypertonie, eine Hypothyreose und eine Dehydration.

Sie nimmt folgende Medikamente ein.

Tab. 3: Übersicht Aufnahmemedikation (eigene Zusammenstellung)

Medikament und Dosierung	Applikationszeit (morgens-mittags-abends-nachts)
1. ASS 100 mg	1-0-0-0
2. Amlodipin 5 mg	1-0-0-0
3. Bisoprolol 5 mg	1-0-0-0
4. Ramipril 2,5 mg	1-0-0-0
5. HCT 25 mg	1-0-0-0
6. Furosemid 20 mg	1-0-0-0
7. L-Thyroxin 75 µg	1-0-0-0
8. Atorvastatin 40 mg	0-0-1-0
9. Ibuprofen 400 mg	1-1-1-0
10. Pantozol® 40 mg	0-0-1-0
11. Novaminsulfon 1.000 mg	1-1-1-1
12. Ciprofloxacin 500 mg	1-0-1-0
13. Torem® 5 mg	0-1-1-0
14. Donepezil 5 mg	1-0-0-0
15. Fraxiparin® 0,4 ml	1-0-0-0

Informationen aus den Überleitungspapieren der Vorklinik

Frau B. lebt alleine in einer Mietwohnung in der 3. Etage ohne einen Fahrstuhl. Sie muss zu ihrer Wohnung 60 Treppenstufen bewältigen. Ihre Nachbarin »Martina« hat eine Vorsorgevollmacht für Frau B., ist während des Krankenhausaufenthaltes aber nur telefonisch erreichbar. Frau B. hat bereits einen Pflegegrad 3 und wurde dreimal täglich von einem ambulanten Pflegedienst versorgt. Sie benötigt Hilfe bei der Körperpflege, bei der Mobilisation und bei hauswirtschaftlichen Verrichtungen. Frau B. hat ihre Wohnung bisher jeden Mittwoch in Begleitung zum Tanztee im Café »Zum Eck« verlassen. Dort trifft sie sich mit ihren Bekannten, um in Erinnerungen zu schwelgen.

In der Nacht ihres Sturzes wollte sie zur Toilette gehen. Es wurde ihr schwindelig, sodass sie stürzte. An den genauen Sturzhergang kann sie sich nicht mehr erinnern. Die Mitarbeiter*innen des ambulanten Pflegedienstes haben sie auf dem Boden liegend gefunden.

Informationen aus dem Aufnahmegespräch/Aufnahmeprozess

Frau B. zeigte sich im Aufnahmegespräch sehr zugewandt und kommunikativ. In der Gesprächssituation zeigten sich Defizite in der situativen, räumlichen, persönlichen und zeitlichen Qualität, sodass eine genaue Sozial- und Pflegeanamnese-Erhebung am Aufnahmetag nicht möglich war. Sie wirkte sehr desorientiert und teilweise misstrauisch bei Fragen nach dem Hilfebedarf sowie nach der häuslichen Situation. Vitalwerteerhebung und Bodycheck sowie Aufnahme des Wundstatus konnten nur nach mehrmaligem Erklären und erneutem Versuchen durch die Kolleg*innen erfolgen.

Frau B. schien in der rechten Hüfte sehr schmerzbehaftet zu sein, versuchte deshalb sofort wieder die Rückenlage einzunehmen. Die OP-Naht war reizlos und beinhaltete noch Nahtmaterial, welches im Verlauf gezogen wurde. Auf Nachfrage, ob die Patientin Schmerzen hätte, antworte sie mit Schweigen. Des Weiteren übernahmen wir Frau B. mit einem transurethralen Dauerkatheter, der die Patientin sehr zu stören schien, da sie stets daran manipulierte und nestelte.

Beim Versuch, die Patientin auf die Sitzwaage zu mobilisieren, zeigten sich Übersprungshandlungen und Nichteinhaltung der Teilbelastung trotz Bereitstellung von einem Gehbock zur Unterstützung des Stehens. Frau B. meinte, sie brauche kein Hilfsmittel und könne eigenständig aufstehen und verstehe gar nicht, warum sie zu uns gekommen war, statt nach Hause entlassen zu werden und wo denn »Martina« sei, die sie doch in Empfang nehmen sollte. Auf Nachfrage, wer diese Dame denn sei, antwortete die Patientin, dass »Martina« ihre Vertrauensperson sei, die sich bislang rührend um sie kümmerte.

> **Lösungsmöglichkeit Informationssammlung während des Erstgespräches**
>
> - Übersicht über medizinische Haupteinweisungs- und Nebendiagnosen
> - Übersicht über die Aufnahmemedikation mit Feststellung einer Polypharmazie

- transurethraler Blasenverweilkatheter vorhanden
- die OP-Wunde ist reizlos, Nahtmaterial noch vorhanden
- alleinlebend, 3. Etage in einer Mietwohnung, 60 Stufen ohne Fahrstuhl
- Pflegegrad 3, ambulanter Pflegedienst 3x/Tag bereits involviert
- Frau Martina W. ist als Vorsorgebevollmächtigte eingesetzt
- Sie erlitt einen nächtlichen Sturz durch Synkope auf dem Weg zur Toilette
- Sie ist sozial eingebunden durch Tanztee mittwochs sowie Treffen von Bekannten, bislang in Begleitung möglich
- Zusammentragen der Assessmentbefunde des geriatrischen Teams (siehe Anlage 1–13)

Lösungsmöglichkeit Zielabsprache

- Frau B. möchte wieder nach Hause entlassen werden, versteht überhaupt nicht, warum sie nicht postoperativ sofort nach Hause gebracht wurde.
- Sie möchte in ihr gewohntes Umfeld zurück und am liebsten ohne jegliche Hilfestellung entlassen werden.

Verlauf in den ersten 24 Stunden

Im folgenden Spät- und Nachtdienst zeigte Frau B. Verhaltensauffälligkeiten wie motorische Unruhe sowie visuelle und akustische Halluzinationen. Des Weiteren schrie die Patientin und ließ sich durch die Kolleg*innen nur schwer beruhigen. Da die Patientin zusätzlich noch allein aufstehen wollte, wurde stets versucht, beruhigend auf sie verbal sowie durch Berührung (Handauflegen, Handhalten) einzuwirken, was aber nur bedingt erfolgreich war. Die Patientin schlief und erholte sich nur phasenweise.

Am nächsten Morgen war sie in einem wachen und stabilen Zustand, d. h. sie verhielt sich sehr redselig und zutraulich, konnte sich aber nicht erklären, warum sie nicht in ihrer Wohnung war. Auf die Frage hin, wo sie sich befände, antwortete Frau B. selbstverständlich in der eigenen Wohnung und wir würden heute zusammen zum Tanztee gehen. Durch Augenkontakt konnte eine Beziehung hergestellt werden, Frau B. verstand die Aufforderung, sich zum Tee hübsch zu machen, und setzte sich eigenständig auf die Bettkante, auch wenn einige Bewegungen schmerzhaft waren.

Ein fragender Blick ihrerseits gab eine Gelegenheit, sie erneut darauf hinzuweisen, dass sie doch vor kurzem eine Hüft-OP hatte und sich seit gestern in unserer Klinik zur Frührehabilitation bzw. der Förderung der Mobilisation und Selbstständigkeit befand. Frau B. hielt einen Moment inne und äußerte, sich nur bedingt an den Sturz in der Häuslichkeit erinnern zu können, aber dass sie eine neue Hüfte erhalten hatte, wusste sie dann genau.

Sie erzählte auch, dass sie früher als Verkäuferin gearbeitet hatte, dass ihr »Willi« (Ehemann) im Krieg geblieben und sie immer alleinlebend war.

Unter Einhaltung der Maßnahmen zur Sturzprophylaxe (z. B. festes Schuhwerk, Stolperquellen vermeiden…) konnte sich Frau B. mit Hilfe eines teilaktiven Transfers in den bereitgestellten Rollstuhl gleiten lassen. Noch teilweise sehr unbeholfen und unstrukturiert, war dieser Vorgang doch erfolgreich. Frau B. meinte: »War doch sehr gut« und freute sich sichtlich. Nach dem WC-Gang entschied sich Frau B. dazu, sich doch für das bevorstehende Frühstück im Tagesraum herzurichten, was sie dann auch tat. Es war der Patientin enorm wichtig, ihre Anti-Aging-Creme zu benutzen und ihr Haar stets mit einem nach rechts fallenden Scheitel zu versehen. Der Vorgang des Oberkörper- sowie Unterkörperwaschens stellte Frau B. vor eine große Herausforderung. Eine Strategie oder Herangehensweise zu entwickeln, gestaltete sich problematisch und Frau B. reagierte auf einmal sehr aufgebracht und wütend. Mit Anwendung von Ansätzen der Integrativen Validation nach Richard® konnte erneut ein Zugang zu ihr gefunden werden.

Frau B. war bei der Selbstpflege und der Mobilisation häufig sehr ängstlich, konnte jedoch mit Aussicht auf Begleitung und Nutzung eines Rollstuhls beruhigt werden. Ein Lächeln der Patientin zeigte, dass sie auf dem richtigen Weg war. Kleine Gehstrecken und die Nutzung des Rollstuhls ermöglichen es ihr, im Tagesraum zu essen. Dort knüpfte sie Kontakt zu einer Mitpatientin, mit der sie sich gut unterhielt. Die beiden Patientinnen verstanden sich auf Anhieb und waren auch während des gesamten Krankenhausaufenthaltes unzertrennlich.

In der geriatrischen Frührehabilitation ist die Durchführung des geriatrischen Basis-Assessments obligatorisch. Im Mini Mental State Examination konnten schwerste kognitive Einschränkungen identifiziert werden, die auf eine schwere Demenz hinweisen. Die Einschätzung der Motivation zur Frührehabilitation konnte mittels Geriatrischer Depressionsskala nicht eingeschätzt werden, da Frau B. die Fragen nicht verstehen konnte. Der Timed-Up-and-Go-Test wurde abgebrochen, da Frau B. eine Wegstrecke von insgesamt sechs Metern noch nicht zurücklegen konnte. Im Mobilitätstest nach Tinetti wurden eine deutlich eingeschränkte Mobilität und ein hohes Sturzrisiko identifiziert. Neuropsychologisch konnten ein erhöhtes Misstrauen und Halluzinationen erkannt werden, auf die Frau B. mit motorischer und verbaler Unruhe reagiert. Die Selbstständigkeit von Frau B. liegt bei 15 Punkten, die mit dem Barthel-Index ermittelt wurden. Es liegen eine schwere Beeinträchtigung der Selbstständigkeit sowie ein hohes Dekubitusrisiko vor. Die Schmerzintensität liegt nach mehrfacher Messung mit der numerischen Rangskala in Ruhe bei 2 und in Bewegung bei 4 auf einer Skala von 1 bis 10.

Lösungsmöglichkeit Handlungsschwerpunkt Beziehungsgestaltung

- Frau B. kann sich mitteilen, eigene Wünsche äußern und klar verständlich kenntlich machen, was sie möchte und was nicht.
- Frau B. wirkt zeitweise sehr misstrauisch und ängstlich, von daher sollte der Handlungsschwerpunkt Beziehungsgestaltung auf ihre immer wieder auftretenden Halluzinationen eingehen.
- Frau B. möchte in Gesellschaft sein, obwohl vermutlich eine schwere Demenz vorliegt.
- Frau B. ist motiviert und wirkt überwiegend mit.
- Frau B. hat leichte Schmerzen, die sie ab und zu behindern.

Mögliche aktivierend-therapeutische Interventionen: Beziehungsgestaltung durch integrative Validation, verbale Aufforderung zum Erzählen, verbale Impulse geben zur Äußerung von Ängsten und Wünschen

Lösungsmöglichkeit Handlungsschwerpunkt Mobilität

- Körperliche/motorische Ressourcen sind bei Frau B. vorhanden und durch Schmerzen ab und zu beeinträchtigt.
- Eine hohe Sturzgefahr liegt vor.
- In der näheren sichtbaren Umgebung kann sich Frau B. nicht immer orientieren.

Mögliche aktivierend-therapeutische Interventionen: körperliche Mobilisation in Absprache mit Physiotherapie, Nutzung eines Rollstuhls, später ggf. eines Rollators. Festes Schuhwerk anziehen, Brille aufsetzen, verbale Impulse geben zum Auffinden der Toilette oder des Tagesraums

Lösungsmöglichkeiten Handlungsschwerpunkt Selbstpflege

- Frau B. kann zubereitete Nahrung selbstständig essen.
- Frau B. kann ihr Gesicht selbst waschen und eincremen, kann sich kämmen.
- Frau B. kann sich nicht selbst pflegen (ausscheiden, sich waschen und kleiden).

Mögliche aktivierend-therapeutische Interventionen: Anleitung zur Gesichtspflege, Anleitung zur Pflege des Oberkörpers, Unterstützung bei der Pflege des Unterkörpers, Anleitung zur Vorbereitung ihrer Mahlzeiten, Unterstützung beim Aufsuchen der Toilette

Die Ausführung pflegerischer Interventionen muss stetig evaluiert werden, daraus ergeben sich Anpassungen der Therapieziele, je nachdem, wie es der Gesundheitszustand zulässt und der Rehabilitationsprozess verläuft.

> **Zu Punkt 6 Evaluation/Anpassung**
>
> Fragen zur Evaluation sind: Kann Frau B. ihr selbst geäußertes Ziel, nach Hause zu gehen, erreichen? Welche Therapieziele kann sie im aktuellen Krankenhausaufenthalt erreichen? Körperliche Mobilität, kognitive Mobilität, emotionale Stabilität? Können ihre Risiken, wie Dekubitus- und Sturzgefahr, gesteuert werden? Können beide pflegerischen Komplikationen während des Krankenhausaufenthaltes vermieden werden?

7 Handlungsschwerpunkt Beziehungsgestaltung als Ausdruck von Personorientierung

Das Pflegekonzept der Aktivierend-therapeutischen Pflege sollte pflegewissenschaftlich auf dem neuesten Stand des pflegerischen Wissens sein und sich gleichzeitig in der pflegerischen Praxis bewähren. Die Verknüpfung beider Aspekte stellen die sog. pflegerischen Vorbehaltstätigkeiten sicher, die jede Pflegefachkraft umsetzen muss. So gelangen die geplanten aktivierend-therapeutischen Interventionen konsequent in die pflegerische Praxis und zu den geriatrischen Patient*innen.

Ein weiteres Merkmal des Aktivierend-therapeutischen Pflegeprozesses ist die Reduktion von Komplexität, die bei allen Lebens- und Pflegesituationen von geriatrischen Patient*innen vorhanden ist. Ihre vorliegende Multimorbidität und die Gefahr, dadurch pflegebedürftig zu werden, erfordern zahlreiche pflegerische Interventionen, die aufgrund ihrer Fülle priorisiert werden sollten. Als ungeeignet erwies sich in der Vergangenheit die pflegerische Einschätzung nach den Aktivitäten des täglichen Lebens, die je nach implementiertem Pflegemodell zehn bis zwölf Kriterien umfassen. In der Praxis hat sich die Einteilung in drei Handlungsschwerpunkte bewährt, die die größere Zahl der Aktivitäten des täglichen Lebens zusammenfassen und frei formuliert werden sollen. Die Reduktion führt zur Priorisierung von pflegerischen Interventionen, denn ein pflegerischer Auftrag von den geriatrischen Patient*innen beginnt stets mit der Beziehungsaufnahme und der anschließenden Beziehungsgestaltung. Analog ihrer Präferenzen nach der Wiedererlangung und Förderung ihrer Mobilität, folgt die Bearbeitung dieses Handlungsschwerpunktes an zweiter Stelle. Mit dem Ausbau der vorhandenen Mobilität wird die Grundlage für die selbstständige und selbstbestimmte Selbstpflege gelegt.

Unter dem Handlungsschwerpunkt Beziehungsgestaltung wird die Basis für eine gelungene verbale und nonverbale Kommunikation verstanden, die weitgehend ohne Verzerrungen, Missverständnisse und vorschnelle Beurteilungen auskommt. und als eine gelungene Wahrnehmung betrachtet werden sollte. Darunter ist eine professionelle Wahrnehmung zu verstehen, die zwischen einer subjektiven und persönlichen Wahrnehmung der geriatrischen Patient*innen und der eigenen persönlichen Deutung unterscheiden kann. In der professionellen Wahrnehmung sind die Kommunikations- und Wahrnehmungshemmnisse bekannt und reflektiert. Deshalb können sie während einer professionellen Kommunikation weitgehend ausgeblendet werden. Es ist eine professionelle Aufgabe, die Wahrnehmung so zu trainieren, dass die persönlichen Aussagen der Patient*innen so gut wie möglich verstanden und professionell gedeutet werden. Den Abschluss dieses Prozesses bildet z. B. die Erstellung einer Pflegediagnose.

Der Wahrnehmungsprozess bei allen Menschen ist durch drei grundlegende Eigenschaften gekennzeichnet: von *Subjektivität*, von *Selektivität* und von einer Tendenz zur *Vereinfachung* (vgl. Hausmann, 2019). Jede Wahrnehmung ist subjektiv, d. h. unterschiedliche Informationen oder Verhaltensweisen werden von mehreren Personen unterschiedlich, eben subjektiv wahrgenommen. Im Alltag einer geriatrischen Einrichtung nehmen Mitarbeiter*innen viele subjektive Eindrücke zu ihren geriatrischen Patient*innen wahr, die durch die subjektive Wahrnehmung der einzelnen geriatrischen Personen von sich selbst ergänzt werden. Während die Subjektivität der Patient*innen Ausdruck ihrer Individualität ist, sind die Mitarbeiter*innen eher angehalten, zu allgemeingültigen Wahrnehmungen zu kommen, auf die sie sich mit möglichst vielen Kolleg*innen im therapeutischen Team verständigen können. Die Bündelung möglichst vieler individueller Wahrnehmungen bildet die Grundlage für eine pflegerische Diagnosefindung (vgl. Hausmann, 2019). Mit der Wahrnehmung der Perspektive der geriatrischen Patient*innen beginnt aus diesem Grund der sog. pflegediagnostische Prozess.

Um eine Vielzahl von Wahrnehmungen zu sortieren und auf ihre Relevanz hin zu prüfen, werden sie selektiv wahrgenommen. Diese selektive Wahrnehmung fungiert als ein Filter, der bestimmte Wahrnehmungen durchlässt, z. B. denen eine besondere Aufmerksamkeit gebührt und auf die aktuell die ganze Konzentration gerichtet ist. Andere Wahrnehmungen werden vernachlässigt, wenn sie als nebensächlich eingestuft werden. Es verfügt im interdisziplinären Team jede einzelne Berufsgruppe über ihren professionellen Filter, der jeweils unterschiedliche Wahrnehmungen identifiziert und mit einer eigenen Relevanz versieht (vgl. Hausmann, 2019).

Die menschliche Wahrnehmung unterliegt auch dem Effekt, dass sie stark vereinfacht und auf ein leicht zu verstehendes Muster reduziert wird. Für eine schnelle Verständigung ist die Reduktion auf ein Muster sinnvoll. Im Rahmen des pflegediagnostischen Prozesses geht es auch um die Suche nach wahrgenommenen Mustern, z. B. typische Symptome, die eine Pflegediagnose ausmachen. Genauso zentral ist aber auch die präzise Formulierung des gefundenen Musters Diagnose, um frei von Missverständnissen mit anderen Kolleg*innen darüber zu kommunizieren. Diese Präzisierung findet über eine systematisch entwickelte Pflegediagnose statt und bei der Nutzung bereits vorformulierter Pflegediagnosen in Taxonomien (vgl. Hausmann, 2019).

Die Identifikation der zutreffenden Pflegediagnose startet demnach bei der ganzheitlichen Wahrnehmung der geriatrischen Person, d. h. hinsichtlich der körperlich-funktionellen, emotionalen, kognitiven und sozialen Aspekte. Die Lebenssituation geriatrischer Patient*innen ist aber auch geprägt vom Umgang mit mehreren chronischen Erkrankungen, einer akuten Erkrankung, emotionaler Instabilität oder Einsamkeit. Die kontrollierte Wahrnehmung der Pflegenden führt in der Folge zur Identifikation der relevanten Muster bzw. Pflegediagnosen, die begründet ausgewählt präzise den Bedarf der geriatrischen Patient*innen beschreiben.

7.1 Wahrnehmung, Interaktion und Beziehung

Die Grundlage einer Interaktion und der darauf aufbauenden Beziehung ist von der professionellen Wahrnehmung geprägt. Sie wird von den Pflegenden so gesteuert, das die Subjektivität, die Selektion und die Vereinfachung zu Pflegediagnosen führen, die mit der Wahrnehmung bzw. mit der Perspektive der pflegebedürftigen Personen übereinstimmen. Eine abgestimmte Wahrnehmung ermöglicht eine Beziehung »auf Augenhöhe«. Die identifizierten Pflegediagnosen beschreiben den pflegerischen Bedarf in enger Anlehnung an die Bedarfe, insbesondere in Anlehnung an das Rehabilitationsziel.

Die Wahrnehmung des persönlichen Erlebens der geriatrischen Patient*innen ermöglicht erst die »Beziehung auf Augenhöhe« und dient als die Basis für einen gemeinsamen Aushandlungs- und Entscheidungsprozess während der gesamten geriatrischen Frührehabilitation. Zu Beginn formuliert die geriatrische Person deshalb ihre persönlichen Ziele, die sie erreichen möchte oder ggf. auch erreichen muss, um nach dem Krankenhausaufenthalt wieder an ihr vorhergehendes Leben anschließen zu können. Nicht selten handelt es sich dabei um den Wunsch, wieder in die eigene Wohnung zurückzukehren.

Um das Rehabilitationsziel der geriatrischen Person in Therapieziele zu überführen, bedarf es der Identifikation der Pflegediagnose und in der Folge der Aushandlung zwischen Mitarbeiter*innen und geriatrischer Person über die in Frage kommenden aktivierend-therapeutischen Interventionen. Am Ende der Aushandlung steht dann die gemeinsame Entscheidung für bestimmte Interventionen, die die Mitarbeiter*innen für zielführend halten und die die geriatrische Person ebenfalls annehmen kann.

Die aktivierenden Interventionen bestehen aus einzelnen Handlungen, die immer wieder von kommunikativen und vertrauensfördernden Angeboten ergänzt werden müssen. Sie dienen oft der Motivation der geriatrischen Patient*innen zur Fortsetzung der Rehabilitation oder zu ihrer Bestärkung, sich etwas zuzutrauen. Kommunikative Angebote werden aber auch notwendig, wenn während der Rehabilitation Reaktionen auf Belastungs- und Krisensituationen, z. B. einem Sturz oder einem Unfall, auftreten.

Eine besondere Art der nonverbalen Kommunikation ist das herausfordernde Verhalten, welches Menschen mit Demenz in Ausnahmesituationen zeigen können. Es tritt dann auf, wenn Menschen mit Demenz nicht mehr in der Lage sind, ihre Bedürfnisse verbal zu äußern. An die Stelle von verbalen Äußerungen können Handlungen treten, die aber nicht zielführend sind. Die Fehlhandlungen oder herausforderndes Verhalten zeigen an, dass Menschen mit Demenz in einer verzweifelten Lage sind, die sie selbst nicht abstellen können. Sie können durch das herausfordernde Verhalten anzeigen, dass sie sich unwohl fühlen. Diese Aussage sollte für Pflegende dann eine Aufforderung sein, das Unwohlsein durch eine demenzspezifische Beziehungsgestaltung abzustellen. Der Expertenstandard »Beziehungsgestaltung in der Pflege von Menschen mit Demenz« hält zahlreiche Empfehlungen bereit (DNQP, 2019). Eine davon ist eine zentrale Aussage zur Beziehungsgestaltung.

So empfehlen die Autor*innen dort, dass zur Prävention oder zur Linderung von herausforderndem Verhalten zu beachten ist (DNQP, 2019):

- Anbahnung einer Beziehung im Sinne von verbaler und nonverbaler Kommunikation, z. B. kurzer Gruß, leichte Berührungen
- Verfestigen der Beziehung als verbale oder nonverbale Botschaft, den Menschen mit Demenz wahrgenommen und ihn angenommen zu haben, z. B. durch Anwesenheit, Aufnahme eines kurzen Dialogs
- Starten mit der pflegerischen Intervention, z. B. die Unterstützung bei den Alltagskompetenzen

Das Vorgehen in drei Schritten soll beiden Dialogpartner*innen die Möglichkeit geben, sich gegenseitig bekannt zu machen, soll Zeit zum Einschätzen der emotionalen Situation geben und darauf aufbauend die Ausführung der gewünschten Interaktion ermöglichen. Werden diese drei Schritte nicht vorgenommen, kann es dazu führen, dass ein Mensch mit Demenz aus Unkenntnis der emotionalen Situation und der gewünschten Interaktion nicht kooperieren möchte.

8 Grundzüge einer gemeinsamen Entscheidungsfindung und Ermittlung des mutmaßlichen Willens bei Menschen mit einer Demenz

Eine gemeinsame Entscheidungsfindung wird bei geriatrischen Patient*innen, die über ihren Rehabilitationsprozess mitentscheiden möchten und können, angewendet. Die Beteiligung an Entscheidungen trägt maßgeblich zur Ermächtigung pflegebedürftiger Personen bei. In ihrer Situation ist dies besonders wichtig, denn sie müssen kontinuierlich Entscheidungen bezüglich ihrer zukünftigen Versorgung treffen.

Das Recht auf umfassende Information und informierte Entscheidungen wurde 2013 im Patientenrechtegesetz verankert. Danach müssen Patient*innen umfassend über alles aufgeklärt werden, was für ihre Behandlung und Pflege wichtig ist, z. B. die Diagnose, die voraussichtliche gesundheitliche Entwicklung und die Therapie. Nur eine sorgfältige und umfassende Aufklärung führt dazu, dass sie ihr Selbstbestimmungsrecht ausüben und über die Einwilligung in Interventionen zur Rehabilitation wohlüberlegt entscheiden können.

Das Gesetz fordert eine »verständliche« Information der Patient*innen. Die Pflegenden müssen sich sprachlich auf sie einstellen und nutzen Fachbegriffe, die sie in eine verständliche Alltagssprache übersetzen. Geriatrische Patient*innen werden ermuntert, nachzufragen und bekommen Zeit, sich die Entscheidung in Ruhe zu überlegen. Zur Unterstützung der Entscheidung können sie sog. Entscheidungshilfen bekommen, z. B. einen verständlichen Flyer zum Thema Sturzprävention oder der Förderung ihrer Kontinenz. Die gemeinsame Entscheidung beinhaltet auch die Festlegung pflegerischer Interventionen, die zukünftig durchgeführt werden. Des Weiteren wird die aktive Rolle der geriatrischen Patient*innen gestärkt und wirkt im Rehabilitationsprozess positiv auf den Gesundheitsstatus.

Für die praktische Umsetzung einer gemeinsamen Entscheidungsfindung sollten folgende Kriterien beachtet werden:

- Das aktuelle Problem oder eine Versorgungslücke der Patient*innen ist bekannt und es liegen konsentierte professionelle Empfehlungen für die Problemlösung vor, z. B. aus den Expertenstandards oder anderen Leitlinien.
- Die*Der geriatrische Patient*in hat einen Gesprächs- oder Informationsbedarf, dem vor der gemeinsamen Entscheidung entsprochen wird. Sie*Er benötigt Informationen zu den professionellen Empfehlungen. Diese sind klar und verständlich formuliert und beziehen sich auf das individuelle Problem.

- Es schließt sich eine Abwägung von individuellem Nutzen und Schaden der professionellen Empfehlungen an, Risiken und Nebenwirkungen werden formuliert und eine professionelle Prognose wird vorgenommen. Die professionellen Empfehlungen werden hinsichtlich ihrer Praktikabilität für die geriatrische Person überprüft.
- Eine gemeinsame Entscheidungsfindung sollte im Rahmen eines dafür geplanten Gesprächs in einer ruhigen Umgebung stattfinden. Die*Der geriatrische Patient*in hat das Recht, Angehörige oder andere vertraute Personen hinzuzuziehen. Trotz des evtl. Zeitaufwands für eine gemeinsame Entscheidungsfindung kann davon ausgegangen werden, dass sich im Verlauf alle Beteiligten an die Absprachen halten. Des Weiteren kann die Einbeziehung der geriatrischen Person ihre Motivation steigern, um die professionellen Empfehlungen auch berücksichtigen zu können.

Übertragen auf die spezielle Situation der Patient*innen in der geriatrischen Frührehabilitation bedeutet dies: Bereits eine Zielansprache stellt einen ersten Schritt einer gemeinsamen Entscheidungsfindung dar, die im Verlauf des Rehabilitationsprozesses um zahlreiche professionelle Empfehlungen ergänzt wird.

8.1 Die Ermittlung des mutmaßlichen Willens

Die Ermittlung des mutmaßlichen Willens kommt zum Tragen, wenn die*der geriatrische Patient*in eigene Vorstellungen nicht schildern und aus diesem Grund keine Entscheidung treffen kann. Dies trifft am häufigsten bei Menschen mit einer Demenz zu. Sie können lückenhaft ihren Willen bekunden, es bedarf deshalb der Fähigkeit, ihre Äußerungen zu verstehen. Ist die Ermittlung des mutmaßlichen Willens erforderlich, steht ihre Urteilsfähigkeit in Frage.

Es gibt einige Kriterien, an denen die Einwilligungsfähigkeit überprüft werden kann. Dazu zählen das Informationsverständnis, das Verstehen und die Einsicht von geplanten Handlungsweisen, das Urteilsvermögen über die eigene und zukünftige Situation und die Kommunikation einer gefällten Entscheidung. Kann ein Kriterium als nicht erfüllt angesehen werden, sollten einige Hinweise befolgt werden, um geriatrische Patient*innen durch einen Entscheidungsprozess zu begleiten. Ziel ist, ihre Ressourcen zu fördern, um sie dazu zu ermächtigen, eine Entscheidung zu treffen.

Auch wenn Assessmentbefunde Hinweise auf kognitive Einschränkungen geben können, geben ihre Befunde keine Auskunft über die Urteils- und Einwilligungsfähigkeit. Gerade bei beginnenden kognitiven Einschränkungen sind geriatrische Patient*innen in der Lage, Entscheidungen zu treffen. Das ändert sich meist dann, wenn die kognitiven Einschränkungen zunehmen und sie die Kontrolle über ihre Leben langsam verlieren.

Merke

Zur Beurteilung der Einwilligungsfähigkeit sollten Kriterien wie das Informationsverständnis, Krankheits- und Behandlungseinsicht, Urteilsvermögen sowie Kommunizieren einer Entscheidung beurteilt und in ein Gesamturteil miteinbezogen werden.

Das Informationsverständnis ist durch geeignete Rückfragen zu ermitteln, d. h. mit kurzen Fragen zum besprochenen Inhalt und der Bitte, den Inhalt zu wiederholen, soll herausgefunden werden, was verstanden wurde. Die Fragen können sich auf die Erklärung der vorliegenden Erkrankung, auf die geplante Behandlung oder die Linderung von Beschwerden beziehen.

Ein nächster Schritt ist das Stellen von einfachen und offenen Fragen, um herauszufinden, ob geriatrische Patient*innen ihre aktuellen Beschwerden, ihre Erkrankung oder die geplante Behandlung in ihren Lebenskontext einordnen können. In der Regel haben die Symptome oder die Behandlung einer Erkrankung Auswirkungen auf den Alltag. Diese Konsequenzen sollte die betroffene Person schildern können.

Der Gesamteindruck des Gespräches, insbesondere die Äußerungen der geriatrischen Person, bildet die Grundlage für die Bewertung der Entscheidungsfähigkeit. Da es sich um offene Fragen handelt, die beantwortet werden sollen, kann ebenso frei geantwortet werden. Dies ermutigt dazu, eine Antwort zu geben, und die freiwillige Beantwortung wird untermauert. Zu keiner Zeit des Gespräches sollte der Fragende Einfluss auf die Antworten nehmen, was mit offenen Fragen und dem Abwarten auf die Antwort gewährleistet werden kann. Das Gespräch erfolgt unter diesen Bedingungen »auf Augenhöhe«.

Falls sich während des Gespräches Zweifel am Informationsverständnis etc. ergeben, sind auch Zweifel an der Urteils- und Entscheidungsfähigkeit angebracht. Das führt in der Konsequenz dazu, dass der geriatrischen Person Unterstützung in Form einer Betreuung angeboten werden kann.

Ist eine ältere Person gar nicht mehr in der Lage, verbal zu kommunizieren, empfiehlt sich die Anwendung der sog. verstehenden Diagnostik. Hierfür sind die Interpretation umfangreicher Beobachtungen und die Ergebnisse einer hermeneutischen Fallbesprechung durch Pflegende erforderlich. Im Rahmen eines strukturierten Austauschs im Pflegeteam können Hypothesen erarbeitet werden, die später hinsichtlich ihrer Relevanz für die Linderung von Symptomen geprüft und als handlungsleitend für die zukünftige Versorgung ausgewählt werden.

9 Bewältigungsstrategien älterer Menschen

Auswirkungen auf die Beziehungsgestaltung zwischen pflegebedürftigen Personen und Pflegenden haben auch die zahlreichen Bewältigungsstrategien. Grundsätzlich sind zwei Strategien zu unterscheiden: *Rückzug und Passivität* oder *Aktivität in Gesellschaft oder allein*. Beide Strategien lassen sich am ehesten in der Beziehungsgestaltung oder -vermeidung erkennen.

Bewältigungsstrategien können auch Einfluss auf die Lebenszufriedenheit oder auch auf die Unzufriedenheit haben. Demnach tragen Bewältigungsstrategien, die von Aktivität geprägt sind, eher zur Lebenszufriedenheit bei, da die geriatrischen Patient*innen ihre Handlungsfähigkeit behalten und damit ihre Selbstwirksamkeit unter Beweis stellen können. Handlungsfähigkeit bedeutet etwas zu tun, Selbsterfahrungen mit Handlungen zu machen und zu erkennen, ob sie ausgeführt werden können, z. B. relevante Alltagskompetenzen. Das Gegenteil bewirkt Rückzug und Passivität, denn hier *könnten* geriatrische Patient*innen ihre Selbstwirksamkeit erfahren, benötigen aber externe Motivation, es zu tun (Halisch & Geppert, 2000).

Neben den beiden Ausprägungen Aktivität oder Passivität gibt es weitere Reaktionsformen von Bewältigung. Dazu gehören kognitions-, handlungs- und emotionsbezogene Bewältigungsstrategien.

- *Kognitionsbezogene Strategien umfassen:* sich selbst bedauern, übertrieben optimistisch sein, mit sich selbst hadern, sich selbst bedauern, anderen die Schuld zuweisen, andere teilhaben lassen oder resigniert sein
- *Handlungsbezogene Bewältigungsstrategien beschreiben:* übertriebenes Anpacken, sehr hilfsbereit sein, Vermeiden von Anforderungen, sich anderen zuwenden bzw. sich zurückziehen
- *Emotionsbezogene Bewältigung umfasst:* das Ablenken von eigener Situation, eine übertriebene oder verharmlosende Darstellung der Situation, sich heldenhaft überhöhen, stets Haltung bewahren, alles humorvoll beschreiben oder eine stetige Problemanalyse ohne Lösung betreiben

Bewältigungsstrategien greifen bei älteren Menschen sehr häufig, da sie an chronischen und akuten Erkrankungen zeitgleich leiden können. Eine ständige Auseinandersetzung mit Symptomen von Erkrankungen, mit der positiven und negativen Entwicklung von Symptomen, die Auseinandersetzung mit Angst, Hoffnung und einer unklaren Lebensperspektive stellen ältere Menschen vor Herausforderungen, die sie bewältigen müssen (vgl. Schaeffer, 2006). Die Lebenssituation von älteren Menschen mit chronischen Erkrankungen ist deshalb geprägt von Unsicherheit bezüglich der Zukunftsaussichten aufgrund zunehmender körperlicher Probleme und Fortschreiten der krankheitsbedingten Einschränkungen. Diese Entwicklungen haben auch Auswirkungen auf ihre Alltags- und Freizeitgestaltung. Der Alltag wird zunehmend schwieriger, krankheitsbedingte Einschränkungen führen zu vorübergehenden Pausen in der Alltagsgestaltung mit anschließendem »Wiederaufnehmen des Alltags«. Die Freizeitgestaltung wird nicht selten aufgegeben, weil dazu die Zeit und die Energie fehlen. Chronische Erkrankungen führen zu vielen Arzt- und Therapiebesuchen, die Kraft kosten. Sie fehlt dann für Unternehmungen in der Freizeit zur Entspannung und Rekreation. Ältere Menschen benötigen in der gesamten Entwicklung einer chronischen Erkrankung Personen, die sie fachkundig bekleiden können, die Beratungsangebote, Schulungsmöglichkeiten oder die zeitweise Unterstützung bei der Alltagsgestaltung anbieten und, wenn sie diese benötigen, ausführen. Rehabilitationsangebote helfen ihnen, Pflegebedürftigkeit zu vermeiden (vgl. Schaeffer, 2006).

9.1 Der Stellenwert von Beziehungsgestaltung in der Aktivierend-therapeutischen Pflege

Im Pflegekonzept der Aktivierend-therapeutischen Pflege spielen die pflegerischen Angebote von *Information, Beratung und Anleitung* eine große Rolle. Sie sind dazu geeignet, ältere Menschen zu ihrer Alltagsgestaltung zu befähigen und nicht nur in Form der Übernahme ausgewählter Verrichtungen im Alltag ihre Probleme zu kompensieren. Die aufgeführten pflegerischen Angebote sind kommunikative Aufforderungen an die geriatrischen Patient*innen, Interaktionen wieder selbst zu übernehmen, um sich darin zu üben und um Selbstwirksamkeit zu erleben. Kommunikation und Interaktion sind zwei zentrale Aspekte einer Beziehungsgestaltung. Die wiedererlangte Selbstwirksamkeit ist die Basis für die persönliche Motivation, sich mit aufgetretenen gesundheitlichen Einschränkungen oder Alltagskompetenzen konstruktiv auseinanderzusetzen.

Der Handlungsschwerpunkt Beziehungsgestaltung wird von Pflegenden als ein sehr wichtiger pflegerischer Bereich angesehen. Aus diesem Grund empfehlen auch die sog. Nationalen Expertenstandards in der Pflege genau die Angebote von Information, Beratung, Anleitung und Edukation. In der pflegerischen Praxis werden diese pflegerischen Anforderungen selten als pflegerischer Aufwand ausgewiesen, sondern eher als selbstverständliche Alltagskommunikation angesehen.

Kommunikation und Interaktion als zentrale Aspekte der Beziehungsarbeit kennen neben der Anleitung und Beratung zur Motivation der Selbstständigkeit weitere pflegerische Anforderungen, die für unbeteiligte Dritte weitgehend unsichtbar sind. Es handelt sich um pflegerische Anforderungen, die sich in die Bereiche der Kooperationsarbeit, der subjektivierenden Arbeitshandlungen, der Gefühlsarbeit durch eine aufgabenbezogene Beeinflussung der Pflegebedürftigen und der Emotionsarbeit der Pflegenden einteilen lassen (vgl. Rothgang et al., 2020).

Ein Teil von Kommunikation und anschließender Interaktion bezieht sich auf die *Kooperationsarbeit*. Darunter fallen sämtliche Anforderungen an Pflegende, einen Pflegeprozess zu steuern, d. h. Pflege zu planen, weitere Therapien zu koordinieren, Medikamente zur Verfügung zu stellen, Gespräche mit Angehörigen zu führen etc. Kooperation beinhaltet auch Kommunikation und Interaktion auf Augenhöhe. Meinungen und Absichten werden ausgetauscht, um zu einem Ergebnis zu kommen, mit dem insbesondere pflegebedürftige Menschen umgehen können. Gerade in ihrer Lebenssituation laufen sie Gefahr, nicht gehört, übergangen und nicht beteiligt zu werden. Kooperation kann ihnen helfen, sich in die Gestaltung ihrer Lebenssituation aktiv einzubringen.

Ein weiterer Teil von Kommunikation und Interaktion sind sog. *subjektivierende Arbeitshandlungen*. Dabei handelt es sich um in der Regel kaum wahrnehmbare pflegerische Anforderungen wie z. B. die Information der geriatrischen Patient*innen, eine gemeinsame Entscheidungsfindung, die Aufklärung über Pflegediagnosen, Beratung, Anleitung etc. Subjektivierende Arbeitshandlungen versetzen ältere Menschen erst in die Lage, für sich selbst Entscheidungen mit weitreichenden Konsequenzen zu treffen. Dazu gehören Entscheidungen zum Umfang, der Intensivität und den Kosten von pflegerischer Unterstützung, zu gesundheitlichen oder krankheitsbedingten Fragestellungen wie zu Risiken und Nebenwirkungen von Eingriffen oder dem Unterlassen medizinischer Prozeduren.

Auf die sog. *Gefühlsarbeit* entfällt gerade in der geriatrischen Frührehabilitation viel Zeit. Es handelt sich um pflegerische Anforderungen wie z. B. Motivation, Begleitung bei krisenhaften Erlebnissen etc. Ziel der Gefühlsarbeit ist die emotionale Vorbereitung der älteren Menschen auf eingetretene oder mögliche Situationen, die es unter erschwerten Bedingungen zu bewältigen gilt.

9.2 Die Ermutigung älterer Menschen zu Kommunikation mit den Pflegenden

Seit geraumer Zeit gibt es ein Bewusstsein für besondere Risiken im Rehabilitations- und Behandlungsprozess, die von Kommunikation ausgehen können. Damit ist eine zu schnelle, zu ungenaue und asymmetrische Kommunikation gemeint. Die Asymmetrie ergibt sich aus dem professionellen Verständnis, ein*e Experte*in für Pflege zu sein, und der Rollenzuweisung an die geriatrische Person, die auf Hilfe angewiesen und kein*e

Experte*in für Pflege ist. Es wird häufig übersehen, dass sie »Experte*in« in eigener Sache ist und auch ihren Beitrag zur Lösung ihrer Probleme beitragen möchte.

Das »Aktionsbündnis Patientensicherheit« hat sich deshalb zur Aufgabe gemacht, mit ihren Veröffentlichungen die Rolle der geriatrischen Patient*innen zu stärken, indem sie dazu ermutigt und befähigt werden, die eigenen Anliegen zu formulieren und aktiv die eigenen Interessen zu vertreten. Mit der Broschüre »Reden ist der beste Weg« (2018) möchte das Aktionsbündnis (z. B. im Umgang mit Zwischenfällen bei Untersuchungen, Behandlungen und auch pflegerischen Versäumnissen) unterstützen. In der Broschüre finden sich Gesprächsanregungen zur Kommunikation mit Ärzt*innen und Pflegenden nach einem Zwischenfall. Die Anregungen sollen geriatrische Patient*innen und ihre Angehörigen dazu ermutigen, ihre Zweifel an einer pflegerischen Versorgung mit dem Ziel zu äußern, ein Gespräch zur Klärung von Zweifeln, Verdachtsmomenten etc. herbeizuführen. Pflegende sollten diese Gesprächsanfragen aufnehmen und in einer von Respekt geprägten Atmosphäre darauf eingehen.

Für geriatrische Patient*innen ist eine solche Gesprächsanfrage nicht leicht. Es fürchten sich einige vor negativen Auswirkungen oder vor Sanktionen während des Krankenhausaufenthaltes. Um diese Befürchtungen abzumildern, hat das Aktionsbündnis Hinweise zusammengestellt, die den Patient*innen helfen sollen, ihr Anliegen zu formulieren (2017).

Ein Gespräch zwischen den Patient*innen und den Pflegenden ist keine freiwillige Angelegenheit, sondern die geriatrische Patient*innen und ihre Angehörigen haben ein Recht darauf. Im Detail haben sie das Recht auf eine umfassende und verständliche Aufklärung zum Nutzen, Risiken und besonderen Vorkommnissen bei allen Behandlungen, die für ihr gesundheitliches oder pflegerisches Problem infrage kommen.

Sie haben das Recht, eine Behandlung, z. B. die Prävention unerwünschter Ereignisse, abzulehnen, auch wenn sie von den Pflegenden dringend empfohlen und auf die Folgen einer Nichtbehandlung hingewiesen wird. Diese Ablehnung ist auch im Falle eines negativen pflegerischen Verlaufs oder beim Eintritt eines unerwünschten Ereignisses nicht zum Nachteil der betroffenen Person auszulegen.

Die geriatrische Person muss an allen Entscheidungen zu ihrer Gesundheit und rund um ihre Pflegebedürftigkeit beteiligt werden, z. B. über die Befunde des Barthel-Index oder zu Pflegediagnosen. Eine Aufklärung muss rechtzeitig erfolgen, sodass sie ausreichend Zeit haben, eine Entscheidung zu treffen. Auch eine professionelle Zweitmeinung kann bei schwierigen Entscheidungen eingeholt werden. Dies gilt auch für die Aufklärung eines Verdachts auf ein pflegerisches Versäumnis.

Um eine Zweitmeinung einzuholen oder ein Gutachten anfertigen zu lassen, werden der Patientin bzw. dem Patienten sämtliche Behandlungsdokumente, insbesondere die Pflegedokumentation, überlassen. Gerade bei vermuteten Behandlungsfehlern oder bei Beschwerden sind Patient*innenakten ein wichtiges Beweismittel.

Wenn ein Zwischenfall eingetreten ist und Patient*innen Schaden genommen haben, empfinden sie Ängste, Wut, Unsicherheit oder Trauer. Manche resignieren auch oder sind verzweifelt. Sie haben Schmerzen oder es sind weitere Behandlungen notwendig, um den Schaden durch den Fehler abzumildern. Die Rückkehr ins normale Leben verzögert sich vielleicht oder wird unmöglich und das führt zu einer Zukunftsangst und Ausweglosigkeit.

Um diese Ohnmacht nicht zu groß werden zu lassen, bietet sich ein Gespräch mit den an der Behandlung und Pflege beteiligten Personen an. Kommunikation ist wichtig, wenn die geriatrische Person einen Schaden vermutet, einen drohenden Schaden voraussieht (z. B. wenn im Krankenhaus die falschen Tabletten auf ihren Nachttisch gestellt werden) oder sie, ohne dass ein Schaden eingetreten ist, einen Fehler bemerkt (z. B. wenn sie auf dem Weg zum Operationssaal mit dem falschen Namen angesprochen wird (vgl. Aktionsbündnis Patientensicherheit, 2018, 2017).

10 Handlungsschwerpunkt Bewegung und Mobilität

Bei der Bewegung handelt es sich um eine Schlüsselkompetenz für pflegebedürftige Personen, die durch die Förderung von Fein- und Grobmotorik, der Kraft, der Balance und Ausdauer wiederhergestellt werden kann. Wenn sie in ausreichendem Maße vorhanden ist, können Alltagskompetenzen ebenfalls wiedererlangt werden. Deshalb hat die Aktivierend-therapeutische Pflege zum Ziel, motorische Fähigkeiten mithilfe der vorliegenden körperlichen bzw. motorischen Ressourcen zu fördern. Darauf baut Beratung, Anleitung und Training alltagsrelevanter Bewegungsabläufe auf. Bestehen aus pflegerischer Sicht Risiken, wie z. B. eine Sturzgefahr, so gilt es die Förderung der Bewegungsressourcen und die präventiven Interventionen zur Sturzprävention miteinander zu kombinieren. Hierzu sind Pflegende zusammen mit den pflegebedürftigen Personen gefordert, den Widerspruch, sie vor Gefahren schützen zu wollen und sie in ihrer Beweglichkeit zu fördern, aufzulösen.

Unter Mobilität wird aber auch die *kognitive Mobilität* verstanden. Hier schließen sich Maßnahmen zur Förderung des Denkens, des Merkens und des Handelns in komplexen Alltagssituationen an. Sie bildet die Grundlage für die Selbstbestimmung und in besonderem Maße für die Entscheidungs- und Handlungskompetenz. Bei vorliegenden kognitiven Einschränkungen kann auch die Unterstützung bei der zeitlichen und örtlichen Orientierung angezeigt sein, um sich in der Umgebung oder in der Tagesstruktur zurechtzufinden. Für die Motivation ist die selbstbestimmte Handlungskompetenz zentral. Das bedeutet in der Konsequenz, pflegebedürftigen Personen, auch mit kognitiven Einschränkungen, ihre Selbstbestimmung so lange wie möglich zu überlassen. Dies ist insoweit zu berücksichtigen, wenn sie sich nicht bei der Nutzung ihrer Handlungskompetenz selbst schaden können.

Die psychisch-emotionale Mobilität führt zu einer emotionalen Stabilität, die die Basis für eigene Erfolge oder den Umgang mit Misserfolgen sein kann. Gerade Misserfolge oder Verluste lassen geriatrische Patient*innen an ihren Ressourcen zweifeln. In der Regel müssen sie aber Lösungen für ihre persönliche Zukunft finden, z. B. das Leben mit einer unberechenbaren gesundheitlichen Situation, mit der Gefahr pflegebedürftig zu werden oder zu bleiben.

Die *soziale Mobilität* ist eine zentrale Kompetenz, um Teilhabe selbstbestimmt zu leben, z. B. als eine sinnstiftende Freizeitgestaltung oder der Pflege eines privaten Netzwerks. Die Freizeitgestaltung ist geprägt von Zusammenkünften mit Gleichgesinnten zum gemeinsamen Erleben sinnstiftender

Aktivitäten. Daraus kann ein privates Netzwerk entstehen, welches gepflegt werden sollte.

Zum Verstehen individueller Situationen von pflegebedürftigen Personen ist die Analyse von vorhandener Mobilität hinsichtlich der Ressourcen und Kompetenzen sinnvoll. Alle vier Aspekte von Mobilität stehen in einer Wechselwirkung zueinander, sodass bei Einschränkungen eines oben genannten Aspekts die gesamte Mobilität in Mitleidenschaft gezogen wird. Für das Verstehen von Mobilitätseinschränkungen bedarf es der genauen Analyse aller vier Aspekte von Mobilität.

10.1 Ermüdung, Erschöpfung und Immobilität

Ältere Menschen leiden oft aufgrund ihrer Krankheitslast durch chronische und akute Erkrankungen zeitgleich und dem Alternsprozess an *Ermüdung* und *Erschöpfung*. Dabei handelt es sich um Pflegephänomene, die ihren Ursprung in Einschränkungen der körperlichen und der emotionalen Mobilität haben.

Es wird unterschieden zwischen Müdigkeit als ein vorübergehender und kurz anhaltender Zustand, der mit dem Ausgleich des Schlafdefizits behoben werden kann, und Erschöpfung. Bei ihr handelt es sich um ein durchdringendes Gefühl des Sich »Ausgelaugt« Fühlens und kann nicht mit Ruhe und Schlaf ausgeglichen werden. Typische Erkrankungen, die mit einer Ermüdung einhergehen, sind z. B. bösartige oder chronische Erkrankungen. Längerfristige Ermüdungszustände können in einen chronischen Erschöpfungszustand münden.

Im Detail wird Müdigkeit von Ermüdung und Erschöpfung abgegrenzt. Müdigkeit ist kein Pflegephänomen, sondern normal in bestimmten Lebenssituationen, z. B. einem Krankenhausaufenthalt. Müdigkeit ist ein normales und physiologisches Zeichen nach vorangegangenen Anstrengungen. Durch Ruhepausen am Tag oder durch nächtlichen Schlaf kann Müdigkeit wirksam begegnet werden. Dieser normale Zustand bedarf keiner pflegerischen Intervention (vgl. Glaus Hartmann, 2015a).

Anders verhält es sich mit dem Pflegephänomen der Ermüdung. Hier dominiert eine anhaltende starke Müdigkeit mit einem ständigen Schlafbedürfnis, mehreren Leistungsabfällen während eines Tages und Konzentrations- und Aufmerksamkeitsproblemen. Gründe sind langanhaltender Stress, chronische Belastungen und Anspannungen durch eine unsichere Lebensperspektive. Der Alltag kann nur mit zahlreichen Pausen gestaltet werden. Deshalb hat Ermüdung große Auswirkungen auf die Alltags- und Freizeitgestaltung bis hin zur Untätigkeit und Passivität, da die Kraft für körperliche Aktivitäten und zur emotionalen Motivation fehlt. Es besteht die Gefahr der Chronifizierung und in der Folge eine Immobilität, was eine Pflegebedürftigkeit daraus begründen kann (vgl. Glaus Hartmann, 2015a).

Ein Erschöpfungszustand ist geprägt von der Unfähigkeit, sich mit geistigen oder körperlichen Aktivitäten zu beschäftigen. Dies hat große Auswirkungen auf die Alltagsgestaltung, denn kleinste Aktivitäten machen längere Pausen zur Erholung erforderlich. Auch hier besteht die Gefahr von Pflegebedürftigkeit, wenn die Motivation zur Ausführung kleinster Alltagsaktivitäten nicht mehr aufgebracht werden kann (vgl. Glaus Hartmann, 2015a).

Aus der Perspektive der betroffenen geriatrischen Person zeigen sich Ermüdung und Erschöpfung wie folgt:

- Das Erleben von »ich kann nicht mehr« wird begleitet von Gefühlen wie Unsicherheit, Verlust von Freiheit und niedergeschlagener Stimmung.
- Es treten körperliche, emotionale und kognitive Missempfindungen auf: Sie äußern sich in einem großen Bedürfnis nach Ruhe und Erholung, durch Traurigkeit, fehlender Motivation, einem inneren Kampf der Überwindung, Konzentrationsproblemen und Problemen beim Denken.
- Eine Form der Bewältigung ist das Anlegen einer »Energiereserve« für Aktivitäten, die subjektiv besonders relevant für die geriatrische Person sind.

Die pflegebedürftigen Personen erleben die Integration ihres Ruhebedürfnisses, eine tragfähige und sichere Beziehung, die Unterstützung bei der Bewältigung und die Vermittlung ihrer Anliegen zu anderen Beteiligten als positiv (vgl. Glaus Hartmann, 2015a).

Eine Frage zur Selbstreflexion

Wie oft begegnen Ihnen pflegebedürftige Personen, die an einer Ermüdung oder Erschöpfung leiden? Versuchen Sie Ursachen zu finden.

Ein weiteres Pflegephänomen ist das der *Immobilität*, was in der Regel die Ursache für eine Pflegebedürftigkeit ist. Sie steht für die Abhängigkeit einer Person in allen Angelegenheiten der Selbstpflege, z. B. sich pflegen, ausscheiden und ernähren. Immobil ist eine pflegebedürftige Person dann, wenn sie beide Arme und Beine nicht selbst bewegen kann. Damit ist die Beweglichkeit des Rumpfes ebenfalls nahezu eingeschränkt.

Die Fähigkeit und der Antrieb, sich zu bewegen, beweglich zu sein und zu bleiben, ist eine angeborene Eigenheit des Menschen. Durch die motorische Bewegung ist er fähig, Kontrolle über seine Umgebung auszuüben. Ohne Kontrolle ist er den Bedingungen der Umgebung ausgeliefert. Um die Kontrolle zu behalten, wird der Mensch aktiv. Dazu zählen z. B. Aktivitäten und Kraft, etwas zu beginnen, sich vorwärtszubewegen, Fortschritte zu machen oder befördert zu werden, sich mit anderen zu messen, zu reagieren, zu arbeiten und sich zu ändern (vgl. Zeller-Forster, 2015). Die Immobilität ist dagegen mit dem Leben unvereinbar, da sie den Menschen an seiner Kontrolle und Aktivität behindert. Der damit verbundene Verlust der Unabhängigkeit, die Beeinträchtigung der persönlichen Würde und des körperlichen Selbstbildes können zu einem seelischen Trauma führen. Immobilität kann zu einer Störung der gewohnten sozialen Beziehungen führen und den psychischen Zustand beeinträchtigen, da sich alle Befürchtungen und Überlegungen nur noch mit den gegenwärtigen Möglichkeiten beschäftigen, die im Laufe der Zeit immer weniger werden.

Symptome einer vorliegenden Immobilität können sein:

- Immobile Personen formulieren ihren Widerwillen, sich zu bewegen.
- Sie berichten von Schmerz oder Missbehagen bei Bewegungen.
- Sie klagen über Schwäche, Gelenksteife, Unvermögen, Kraftlosigkeit und Erschöpfung (vgl. Zeller-Forster, 2015).

Immobilität führt nicht selten zur Bettlägerigkeit, die es den geriatrischen Patient*innen unmöglich macht, das Bett zu verlassen. Ihr gesamtes Lebensumfeld ist das eigene Bett und das nähere Umfeld, was vom Bett aus gestaltet und damit kontrolliert wird.

Da geriatrische Patient*innen den Zustand von Bettlägerigkeit nicht anstreben, versuchen sie die geriatrische Frührehabilitation zu nutzen, um ihre motorische Beweglichkeit auszubauen. Aus diesem Grund geben sie ihre Förderung häufig als Rehabilitationsziel an. Sie verbinden damit die Hoffnung, möglichst schnell auch alle anderen Aktivitäten des täglichen Lebens wieder ausführen zu können, um so auf dem schnellsten Weg von personeller Unterstützung unabhängig zu werden. Gelingt es ihnen nicht, sind sie eventuell von Bettlägerigkeit bedroht, als die schwerste Stufe von Pflegebedürftigkeit.

Vermeiden und Lindern von Pflegebedürftigkeit

Eine vorliegende Erschöpfung und Immobilität lässt die Gefahr für Pflegebedürftigkeit steigen. Es handelt sich dabei um eine Lebenssituation, die selten von den betroffenen Personen in Erwägung gezogen wird. Sie tritt häufig im Anschluss an unerwünschte Ereignisse wie eine schwere Erkrankung, ein fortschreitender Altersprozess etc. auf. Der Auftrag von Pflegenden ist ihre Vermeidung und Linderung, was die Kenntnis pflegerischer Strategien voraussetzt. Neben pflegerischen Interventionen zur kognitiven, emotionalen und sozialen Mobilität steht die Förderung der körperlichen Mobilität im Zentrum.

Pflegebedürftigkeit wird beeinflusst von der Individualität der pflegebedürftigen Person, die im Laufe ihres Lebens körperliche Bewegung gelebt hat. In ihrer Biografie ist das Verhältnis zu körperlicher Bewegung zu erkennen, z. B. Bewegung als notwendiges Übel oder Bewegung als Hilfe bei Stress (vgl. Zegelin, 2005). Es besteht eine Wechselwirkung zwischen der persönlichen Bewältigung einer Situation oder Krisensituation, die passiv, aber auch aktiv ausfallen kann. Wird eine aktive Bewältigungsstrategie gewählt, besteht die Bereitschaft, pro-aktiv zu handeln, also sich zu bewegen.

Diese Form der Aktivität kann sich auch positiv auf die körperliche Beweglichkeit auswirken.

Während des Fortschreitens von chronischen Erkrankungen kommt es nicht selten zu einer sog. Bewegungspathologie. Darunter sind pflegebedürftige Personen zu verstehen, die sich zum Teil ein Gangbild angewöhnen, was nicht dem physiologischen Bewegungsmuster entspricht, oder ein nicht angepasstes Hilfsmittel nutzen, welches nicht in das Gangbild integriert werden kann. Nicht selten kommt es zu Fehl- oder Schonhaltungen in einer sitzenden oder liegenden Position. Chronische Erkrankungen führen zur körperlichen und emotionalen Ermüdung oder Erschöpfung, d. h. das Bedürfnis sich zu bewegen, nimmt auch deshalb ab. Der Tagesablauf ist von vielen Pausen geprägt, die auch im Liegen verbracht werden müssen. Die Zeiten, die eine pflegebedürftige Person in Bewegung verbringt, wird über den Tag verteilt immer weniger (vgl. Zegelin, 2005).

Ein weiterer Aspekt ist das Wissen der Pflegenden zum Thema körperliche Bewegung und ihre Förderung. In Anlehnung an den Expertenstandard »Erhaltung und Förderung der Mobilität in der Pflege« wird unter Mobilität die Eigenbewegung des Menschen mit dem Ziel, sich eigenständig fortzubewegen oder eine Lageveränderung des Körpers vorzunehmen, verstanden (vgl. DNQP, 2020). Lageveränderung und Fortbewegung umfassen den Lagewechsel im Liegen und im Sitzen, das Aufstehen und das Umsetzen sowie das Gehen mit oder ohne Hilfen.

Für die Formulierung einer Pflegediagnose sind die individuellen Symptome der geriatrischen Patient*innen von Bedeutung, die sich an vorgegebenen Auswahlkriterien orientieren. Für die Beschreibung der motorischen Beweglichkeit können die verschiedenen Stufen der Beweglichkeit herangezogen werden.

Demnach kann die geriatrische Person:

- verschiedene Positionen im Bett einnehmen und sich um die Längsachse drehen,
- sich aufrichten; aus einer liegenden Position in eine stabile Sitzposition kommen, um sich auf einem Bett, Stuhl oder Sessel aufrecht sitzend zu halten,
- von einer erhöhten oder tief gelegenen Sitzfläche, Bettkante, Stuhl, Sessel, Bank, Toilette etc. aufstehen und sich auf einen Rollstuhl, Toilettenstuhl, Sessel oder Ähnliches umsetzen,
- sich innerhalb des Wohnbereichs oder innerhalb der Wohnung bewegen,
- Treppen steigen sowie
- außerhalb der Wohnung gehen.

Die Einschätzung nach Kriterien einer vorhandenen körperlichen Beweglichkeit ermöglicht die genaue Festlegung des Mobilitätsniveaus, inkl. der nächsten Stufe der Mobilität, die zur Formulierung des Pflegeziels geeignet ist. Sobald die geriatrische Person ihre Position im Bett verändern kann, liegen bei ihr förderungswürdige körperliche Ressourcen vor (vgl. DNQP, 2020).

Fragen zur Selbstreflexion

1. Findet die Einschätzung nach bestimmten vorgeschriebenen Auswahlkriterien des Mobilitätsstatus Anwendung in Ihrer Pflegepraxis?
2. Wie viele Patient*innen auf Ihrer Station sind laut der Einschätzung immobil?

Eine vorliegende Immobilität bzw. körperliche Mobilitätseinschränkungen werden durch vorliegende Risiken gefördert:

- Personen nehmen Medikamente aus den Wirkstoffgruppen Benzodiazepine, Anticholinergika, Antidepressiva oder Antihypertensiva ein. Insbesondere Menschen mit Demenz sind von Mobilitätseinschränkungen aufgrund der Einnahme von Antidepressiva gefährdet. Die Einnahme der oben genannten Medikamente hat einen negativen Einfluss auf die Gehgeschwindigkeit. Je mehr der oben benannten Medikamente zeitgleich eingenommen werden, desto höher das Risiko für Bewegungseinschränkungen.
- Die langfristige Einnahme von sog. Statinen zur Senkung des Cholesterinspiegels hat negative Auswirkungen auf die Muskulatur und damit auf die körperliche Beweglichkeit.
- Übergewicht ist ebenfalls ein Einflussfaktor für körperliche Bewegungseinschränkungen, da es die Bewegungsfreude beeinflusst und Bewegungsförderung erschwert.
- Ein weiterer Risikofaktor ist eine beeinträchtigte Sinneswahrnehmung, da sich betroffene Personen für eine körperliche Aktivität nicht gut in ihrer nahen Umgebung orientieren können.
- Schmerzen führen zu Einschränkungen der körperlichen Mobilität, d. h. sie kann nicht frei ausgeübt werden oder wird durch Schonhaltungen sogar eingeschränkt. Eine Besserung kann durch die Gabe von Schmerzmedikamenten oder nichtmedikamentöser Schmerzlinderung erzielt werden.
- Müdigkeit, Erschöpfung und Depressionen wirken sich aufgrund einer schwach ausgeprägten Selbstwirksamkeitserwartung negativ auf die körperliche Beweglichkeit aus. In der Regel führen erste wenige Mobilitätseinschränkungen zu weiteren nicht rückgängig zu machenden Einbußen, die sich auch auf die Kognition und Emotion auswirken. So nehmen die kognitiven Einbußen und die Angst, z. B. vor Stürzen, zu.
- Barrieren in der näheren Wohnumgebung oder wenige soziale Teilhabemöglichkeiten schränken das Bedürfnis nach körperlicher Bewegung ein und führen zu Bewegungseinschränkungen.

Die Liste der Risikofaktoren trifft in hohem Maße auf pflegebedürftige Personen zu, die sich teilweise auch in der geriatrischen (Früh-)Rehabilitation aufhalten.

10.2 Förderung der Mobilität: Bewegungskonzepte und Grundprinzipien des Empowerments

Die Förderung der körperlichen Mobilität richtet sich immer am individuellen Bewegungsmuster einer pflegebedürftigen Person aus. Soweit sie über Ressourcen verfügt, sind diese in die Förderung der Bewegung mit einzubeziehen, d. h. ihr wird die Gelegenheit gegeben, sich in liegender, sitzender oder stehender Position nach den eigenen Vorstellungen einzurichten. Dazu wird ihr der Raum und die Zeit gegeben, sich individuell und allein zu bewegen. Der zur Verfügung gestellte Gestaltungsspielraum fördert die Selbstständigkeit und die Selbstwirksamkeit, denn die pflegebedürftige Person kann aktiv Einfluss auf ihre Bewegungen nehmen. Es ist davon auszugehen, dass sich die Selbstständigkeit langsam entwickelt und länger dauert als ein begrenzter Krankenhausaufenthalt oder eine Rehabilitationsmaßnahme.

Die pflegebedürftige Person kann ihre motorische Beweglichkeit am besten entwickeln, wenn sie die zur Verfügung stehende Kraft, Ausdauer und Balance selbstbestimmt nutzen kann. Um positive Ergebnisse im Sinne einer Erweiterung der Gangstrecke oder dem Gang mehrerer kleiner Wegstrecken über den Tag hinweg zu erkennen, bedarf es des kontinuierlichen Trainings. Die Entwicklung der motorischen Beweglichkeit dauert, so zeigt die Erfahrung, über den Krankenhaus- oder Rehabilitationsaufenthalt an.

Diesen Gestaltungsspielraum nehmen auch die Konzepte Kinästhetik und Bobath auf. Sie bestchen aus einfachen und komplexen Lernangeboten, um die motorische Bewegung wiederzuerlangen.

Kinästhetik fördert lebenslang die sensorische Wahrnehmung, die Einfluss auf alle motorischen Bewegungsabläufe nehmen kann. Sensorische Wahrnehmung ist der Beginn des Lernens von kognitiven, körperlichen und sozialen Bewegungen.

Folgende Handlungsstrategien beschreiben ein kinästhetisches Vorgehen:

- Förderung der sensorischen Wahrnehmung und Motorik zur Vorbereitung von Interaktionen, Selbstwahrnehmung, Emotion und Kognition
- Körper- und tanzpädagogische Prinzipien unterstützen die Entwicklung der Mobilität durch Selbsterfahrung von körperlicher Bewegung (vgl. Citron, 2011). Ziel ist die Rückgewinnung der Kontrolle über individuelle Bewegungen.

Kinästhetisches Lernen erfolgt durch Förderung der Wahrnehmung und der Motorik. Dazu werden komplexe Vorgänge im Körper initiiert. Sie beziehen sich auf die Förderung der verbalen und nonverbalen Kommunikation als Wahrnehmungsmöglichkeit sowie auf die Initiierung von Bewegungen der Extremitäten und des Rumpfes durch gezielte Berührungen zur später selbstständigen Ausführung von Bewegungen. Aus diesem Grund ist es möglich, die Gesamtentwicklung zu beobachten, ohne Rückschlüsse auf die Wirkung einzelner Impulse ziehen zu können. D. h. für die Wirksamkeitsforschung lassen sich nicht einzelne Teilinterventionen isolieren und evaluieren. Ohne die Evaluation von Teilinterventionen lassen sich keine Anpassungen des Konzepts vornehmen, denn es bleibt unklar, welche davon nicht wirksam sind.

Des Weiteren findet Kinästhetik in einem Kontext statt, der sich jederzeit ändern kann, da das Lernangebot situativ an die aktuelle Situation angepasst werden muss. Mit den bisher etablierten Methoden der Wirksamkeitsforschung lässt sich Kinästhetik deshalb schwer evaluieren. Trotz dieser Erschwernisse für eine wissenschaftliche Beurteilung verdient Kinästhetik als Ansatz zur Bewegungsförderung in der Pflege weiterhin einen hohen Grad an Aufmerksamkeit durch den Einsatz von geschulten Pflegefachkräften (vgl. Wingenfeld et al., 2020).

Ohne Wirksamkeitsforschung lassen sich Risiken und Kontraindikationen von Kinästhetik nicht beschreiben. Deshalb gilt, bei negativen Äußerungen durch pflegebedürftige Personen, die kinästhetische Behandlung zu beenden, da sie möglicherweise zu Unwohlsein führt. Andere Symptome stehen ebenfalls der Anwendung von Kinästhetik entgegen. Zu nennen wären z. B. starker Schwindel, Bewusstseinsstörungen, die Neigung zu unkontrollierten Bewegungen, ausgeprägte Kontrakturen, psychische Erkrankungen mit Wahnvorstellungen oder Halluzinationen.

Das *Bobath-Konzept* wurde nach eingehenden Beobachtungen für Patient*innen mit neurologischen Schädigungen des Gehirns entwickelt. Die Beobachtungen bezogen sich auf ihre Bewegungsmuster, die sich von ihren individuellen Bewegungsmustern vor ihrer Erkrankung unterschieden. Pflegefachkräfte übernehmen bei der Ausführung des Bobath-Konzeptes physiotherapeutische Handlungsstrategien, die im Laufe der Zeit immer mehr erweitert wurden und auf einen Kontext ausgerichtet sind. Alle einfachen und komplexen Bewegungsabläufe sind deshalb in den Kontext einer Alltagskompetenz integriert und nicht als isolierte Übungen zu verstehen. Der Kontextbezug ist besonders dazu geeignet, pflegebedürftige Personen auf ein selbstständiges Leben vorzubereiten.

Folgende Handlungsstrategien kennzeichnen das Bobath-Konzept:

- Hier handelt es sich um eine Möglichkeit, die taktile Kontrolle sowie einfache motorische Bewegungen und später komplexe motorische Bewegungen zur Veränderung der körpereigenen Position im Liegen und Sitzen wiederzuerlernen und zu üben.
- Dies geschieht durch die Analyse normaler Bewegungsabläufe bei pflegebedürftigen Personen, die Kontrolle des Muskeltonus und das Anbahnen von Bewegungsabläufen.
- Das Wiedererlernen von alltäglichen Handlungen muss kontinuierlich über 24 Stunden stattfinden, um gleichförmige Bewegungsabläufe zu trainieren. Ziel ist es, Sicherheit durch gleichförmige Lernimpulse zu geben.

Die Wirksamkeit des Bobath-Konzeptes wird von den Physiotherapeut*innen angenommen. Methodisch dürften die zur Verfügung stehenden Forschungsansätze, genau wie beim Konzept der Kinästhetik, an ihre Grenzen kommen. Denn auch die unterschiedlichen Interventionen zur Förderung der Bewegung über 24 Stunden sind komplex und von daher kaum isoliert zu untersuchen. Die Anwendung muss von geschulten Pflegefachkräften durchgeführt und überwacht werden. Nebenwirkungen sind bisher nicht bekannt. Umso wichtiger sind die Rückmeldungen der pflegebedürftigen Personen hinsichtlich ihres Erlebens. Treten Phasen von Unwohlsein oder Probleme mit der Anwendung von Interventionen auf (z. B. Positionierungen in Seitenlage), sollten alternative Bewegungsangebote gemacht werden. Neben der Wirksamkeit einzelner Interventionsangebote kann die nicht kontinuierliche Anwendung des Bobath-Konzepts zur Verunsicherung von pflegebedürftigen Personen führen, z. B. bei Menschen mit kognitiven Einschränkungen. Sie erleben verschiedene Bewegungsangebote, die unterschiedliche Impulse setzen. Bewegungen nach Bobath können durch die Übernahme bestimmter Bewegungsabläufe bei der Positionierung in liegender Position angebahnt werden. Es bleibt unklar, wie pflegebedürftige Personen reagieren, wenn aktivierende und stark unterstützende Interventionen innerhalb von 24 Stunden aufeinandertreffen.

Unabhängig von der Anwendung komplexer Konzepte zur Förderung der motorischen Bewegung ist für Pflegende die Verinnerlichung ihrer Grundprinzipien handlungsleitend. Grundprinzipien deshalb, da jede pflegebedürftige Person ein individuelles Bewegungsmuster, ein individuelles Ziel für die Bewältigung des Alltags hat und in einer sehr individuellen Lebens- und Wohnsituation lebt. Mit der Anwendung von Grundprinzipien entstehen Handlungsspielräume, um Bewegungsangebote individuell an die Bedarfe der pflegebedürftigen Person anzupassen.

Bei der Förderung der körperlichen Bewegung sind Grundprinzipien zu beachten, die eine physiologische Bewegung ausmachen:

- Sie ist individuell und unverwechselbar.
- Sie ist fließend in Tempo und Variation, d. h. in der Anpassung an wechselnde Anforderungen harmonisch.
- Sie ist ökonomisch, d. h. es wird nur so viel Kraft aufgewendet, wie für eine bestimmte Bewegung unbedingt erforderlich ist, um die Gelenke zu schonen.
- Sie ist adaptiert, d. h. der Muskeltonus wird an die jeweilige Bewegungsanforderung in einer Situation angepasst.
- Jede Bewegung verfolgt ein Ziel, d. h. sie ist immer zielgerichtet auf die Erfüllung einer Aktivität des Denkens und des Handelns.
- Sie erfolgt automatisch, d. h. ohne darüber nachzudenken, werden Bewegungen und die Initiierung von Schutzmechanismen ausgelöst, wie z. B. das Abstützen und schnelles Zurückziehen.
- Sie erfolgt automatisiert, d. h. sie ist schon so oft wiederholt worden, dass sie verinnerlicht ist, z. B. Laufen (vgl. Friedhoff & Schieberle, 2014).

Die Berücksichtigung dieser Grundprinzipien liegt nahe, dass alle körperlichen Bewegungen durch die geriatrische Person selbst initiiert und durchgeführt werden. Nur so ist sie in der Lage, ihr individuelles Bewegungsmuster zu nutzen. Schließen alle körperlichen Bewegungen an das individuell physiologische Bewegungsmuster an, entstehen keine abrupten Brüche, sondern harmonische Bewegungen. Hat sie keine ausreichende Gelegenheit zur eigenen Bewegung, sondern werden ihre Bewegungsabläufe »abgenommen«, z. B. durch das Heben und Tragen im Bett als Vorbereitung einer Positionierung, gerät das individuelle Bewegungsmuster in Unordnung. Dies kann sich als unkoordinierte Bewegung und verzerrte Wahrnehmung äußern.

Positionswechsel im Liegen erfolgen ebenfalls auf Initiative der geriatrischen Person, indem sie selbst eine bevorzugte Position wählt. Druckgefährdete Körperstellen werden mit Handtüchern und kleinen Kissen im Sinne der Mikrolagerung entlastet, sodass sie jederzeit die Position selbst ändern kann.

Hilfsmittel sind in das individuelle Bewegungsmuster zu integrieren. Dauerhaft belastend ist die Nutzung eines unpassenden und unangepassten Hilfsmittels. Dieses kann bei längerer Anwendung zu Fehlhaltungen oder Unfallgefahren führen, z. B. ein nicht angepasster Rollator.

Die Förderung der Mobilität umfasst auch die Sensibilisierung der Wahrnehmung hinsichtlich der örtlichen und situativen Orientierung. Haben geriatrische Patient*innen dauerhaft Schwierigkeiten, Örtlichkeiten nicht zu erkennen oder zu finden, hat das negative Auswirkungen auf die körperliche Mobilität. Hilfreich können lesbare Hinweisschilder sein.

Der Aufenthalt in Gesellschaft fördert die soziale Mobilität, denn es ist für geriatrische Patient*innen auch wichtig zu erkennen, ob sie dadurch verunsichert werden und welche Reaktionen von anderen Menschen kommen. Diese Reaktionen fordern teilweise auch angepasste Gegenreaktionen, die einen sozialen Kontakt erst interaktiv machen.

Die oben benannten Grundprinzipien lassen sich in das Konzept des *Empowerments* (▶ Kap. 6.3.1) übertragen.

10.3 Eine Störung der Mobilität: ein erhöhtes Risiko zum Stürzen

Sowohl für pflegebedürftige Personen als auch für die Pflegenden selbst sind Stürze etwas Bedrohliches und lösen Angst aus. Nicht selten haben Pflegende das Bedürfnis, ihre pflegebedürftigen Personen vor Stürzen zu schützen und schränken deshalb ihre Mobilität und den Bewegungsradius ein. Dies geschieht durch die Aufforderung, auf eine persönliche Begleitung zu kleinen Wegen im Alltag zu warten oder ein Hilfsmittel zu nutzen. Beides hindert an spontaner Bewegung, um einen Ort der Wahl aufzusuchen. Von den Pflegenden und den pflegebedürftigen Personen gleichermaßen gefürchtet sind gravierende Sturzfolgen, d. h. Frakturen nach einem Sturz, vorübergehende Schmerzen und vorübergehende Abhängigkeit bei der Selbstversorgung (vgl. DNQP, 2022). Emotionale Folge ist die Sturzangst, denn sie erhöht das Risiko, ein weiteres Mal zu stürzen (DNQP, 2022). Die Angst führt zu einer zunehmenden Unsicherheit und dem Verlust des Selbstvertrauens in die eigene Mobilität, was das Sturzrisiko weiter erhöht.

Die Aktualisierung des Nationalen Expertenstandards Sturzprophylaxe nimmt die Sturzangst als ein Merkmal zur Identifizierung von pflegebedürftigen Personen mit einem erhöhten Sturzrisiko auf. Sie haben einen Anspruch auf sturzvermeidende und bewegungsfördernde pflegerische Interventionen. In der überarbeiteten Fassung des Expertenstandards Sturzprophylaxe in der Pflege wird zur Identifikation von geriatrischen Patient*innen mit einem sog. erhöhten Sturzrisiko ein zweistufiges Vorgehen vorgeschlagen (vgl. DNQP, 2022):

Die Stufe des Screenings: Mithilfe von sog. Signalfragen wird bei allen geriatrischen Patient*innen ein Sturzrisiko identifiziert. Folgende Signalfragen werden im Expertenstandard vorgeschlagen:

- Sind Sie in den letzten zwölf Monaten gestürzt?
- Wie oft?
- Haben Sie sich dabei verletzt?
- Hatten Sie in den letzten zwölf Monaten dadurch eine Fraktur erlitten?
- Haben Sie Angst oder die Sorge zu stürzen?
- Fühlen Sie sich unsicher beim Gehen oder Stehen?
- Benutzen Sie ein Hilfsmittel, z. B. Gehstock, Gehwagen, Rollstuhl oder Rollator?

Die Stufe des Assessments schließt sich an, wenn eine oder mehrere Signalfragen mit »Ja« beantwortet wurden. Es ist jetzt davon auszugehen, dass die geriatrische Person ein erhöhtes Sturzrisiko hat, welches pflegefachlich analysiert werden muss. Die Analyse besteht aus einer person-orientierten Beschreibung von Sturzrisikofaktoren. Das Ankreuzen auf einer Checkliste ist nicht ausreichend, da individuelle Ergänzungen nicht gemacht werden können (vgl. DNQP, 2022)

Im Rahmen des Assessments werden folgende Risikofaktoren generiert:

- *personenbedingte Sturzrisikofaktoren* wie Schmerzen, Diabetes mellitus, Mangelernährung, Sehbeeinträchtigung und orthostatische Hypertonie
- *medikationsbezogene Sturzrisikofaktoren* wie die Einnahme psychotroper Medikamente und Polypharmazie
- *umweltbezogene Risikofaktoren* wie die Anwendung von freiheitsentziehenden Maßnahmen, Gefahren in der Umgebung und inadäquates Schuhwerk (vgl. DNQP, 2022). Festgestellte Sturzrisikofaktoren weisen auf ein erhöhtes Sturzrisiko hin und bedürfen der Reaktion mit pflege-

rischen Interventionen zur Sturzprävention. Die Pflegefachkraft entscheidet gemeinsam mit der geriatrischen Person über indizierte Interventionen und koordiniert ggf. auch die Interventionen anderer Berufsgruppen.

Sturzprävention bei pflegebedürftigen Personen mit einem erhöhten Risiko setzt am eigenen Erleben und an der eigenen Selbstwirksamkeit an. Nur so gelingt es ihnen, wieder Vertrauen in ihre körperliche und emotionale Mobilität zu bekommen. Trotz eines erhöhten Sturzrisikos sollten sie sich bewegen, d. h. gehen, laufen, aufstehen und sich selbst aufsetzen. Nur so können Kraft und Balance ausdauernd gefordert werden. Ziel ist es, die pflegebedürftigen Personen aus ihrer Risikozone Sturzgefährdung in die Sicherheitszone zu begleiten.

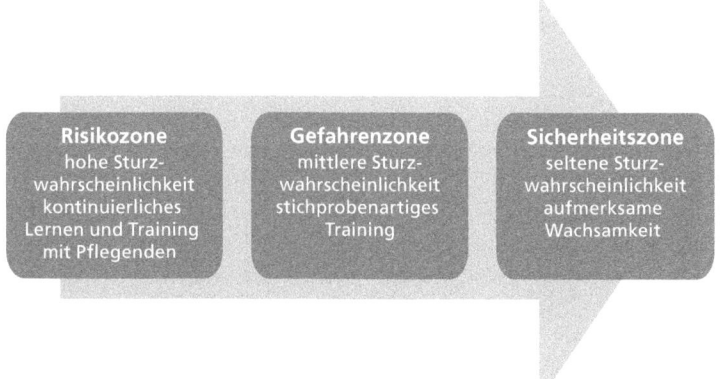

Abb. 5:
Verlassen der Risikozone und Eintritt in die Sicherheitszone (eigene Darstellung)

In der Risikozone dominiert eine hohe Sturzwahrscheinlichkeit, der mit einem kontinuierlichen Trainingsangebot für die stufenweise körperliche Mobilität vom Aufstehen bis zum Laufen begegnet wird. Pflegende agieren dabei als Beobachter*innen der Bewegungsversuche, um den Freiraum für die Nutzung des individuellen Bewegungsmusters zu haben. Training bedeutet hier im sportwissenschaftlichen Sinn, die eigenen Grenzen der Belastbarkeit zu erfahren, um sie schrittweise zu überschreiten. Auf diese Weise gelangen pflegebedürftige Personen in die sog. Gefahrenzone, d. h. das Risiko zu stürzen nimmt langsam ab, da die körperliche Mobilität zunimmt und die Angst in den Hintergrund tritt. Auch in der Gefahrenzone gibt es ihnen Sicherheit, wenn sie bei Problemen zeitnah Hilfe anfordern können. Es wird auch in dieser Phase auf Bewegungsfreiheit geachtet und auf die Begrenzung des Bewegungsradius verzichtet. Es folgt der Übergang in die Sicherheitszone, bei der die Sturzwahrscheinlichkeit wiederum sinkt. Es stellt sich Sicherheit bei allen Bewegungen ein, deshalb werden sie spontan ausgeführt. Besonders wichtig ist an dieser Stelle der Hinweis, dass Sturzursachen wie die Einnahme von sturzauslösenden Medikamenten, falsches Schuhwerk etc. regelmäßig überwacht werden sollten, damit pflegebedürftige Personen nicht aufgrund externer Ursachen wieder in die Gefahrenzone kommen.

11 Der Handlungsschwerpunkt Selbstpflege

Der Handlungsschwerpunkt Selbstpflege umfasst verschiedene Aktivitäten des täglichen Lebens (ATLs). Zu nennen sind:

- die Körperpflege und das An- und Auskleiden
- die Förderung der Hautintegrität und Mundgesundheit
- Essen und Trinken
- Ausscheiden

Zu den sog. instrumentellen Aktivitäten des täglichen Lebens zählen Einkaufen, Mahlzeiten zubereiten, Reinigung der Wohnung, Korrespondenz mit Versicherungen, Behörden und Pflegediensten sowie Kontaktpflege zu Familie und Freunden. Sie dienen der Vorbereitung der ATLs, z. B. dem Essen, dem Trinken und der Körperpflege. Zur Vermeidung von Pflegebedürftigkeit müssen sie mit bedacht werden, da ohne ihre selbstständige Ausführung die Unabhängigkeit der pflegebedürftigen Personen dennoch gefährdet ist.

Selbstpflege versetzt pflegebedürftige Menschen in die Lage, sich selbst von Umwelt- und Krankheitseinflüssen zu schützen. Die selbstständige Ausführung der ATLs ist für Personen ohne Einschränkungen normal. Sie denken nicht darüber nach, wie sie die ATLs ausführen, vielmehr handelt es sich dabei um eine tägliche Routine, die im Alltag zeitlich und organisatorisch fest verankert ist. Treten vorübergehend Probleme in der Ausführung auf, suchen alle Menschen einen Ausweg. Entweder sie verschieben oder verkürzen die Ausführung von einzelnen ATLs. Diese Entscheidung hängt davon ab, wie sie selbst den Zeitraum einschätzen, in dem sie sich nicht wie gewohnt selbst versorgen können. Als allerletzte Möglichkeit, wenn alle eigenen Problemlösungsmöglichkeiten ausgeschöpft sind, bitten Menschen um die Unterstützung von anderen. Pflegende wenden sehr viel Zeit für die Unterstützung bei der Selbstpflege auf. Aus der Perspektive der pflegebedürftigen Person handelt es sich um Unterstützungsleistungen, bei der die professionelle Pflege längere Zeit bei ihr anwesend ist und es Gelegenheit zur Kommunikation gibt (vgl. Schilder, 2007).

Ein ressourcenorientierter Ansatz ist im Bereich der Selbstpflege besonders wirksam, da es sich bei allen Alltagsaktivitäten um erlernte und tägliche Abläufe handelt, die jeder Mensch auch im hohen Alter normalerweise für sich selbst vollzieht. Er kann dabei auf eine langjährige Erfahrung und Routine zurückgreifen. Auch ist er daran interessiert, für sich selbst Sorge zu tragen und sucht deshalb aktiv nach Lösungen bei auftretenden Problemen.

Pflegende ziehen sich bei der Förderung von Ressourcen der Selbstpflege langsam zurück. Leider schwinden dann auch die Möglichkeiten zur Kommunikation, was pflegebedürftige Personen sehr bedauern.

Die Unterstützung zur Selbstpflege im professionellen Sinn ist die Förderung eines Menschen, um alle überlebenswichtigen Aktivitäten zu bewältigen, um Gesundheit und Wohlbefinden positiv zu beeinflussen und um Lebensprozesse, deren normale Funktionsfähigkeit und Entwicklung aufrechtzuerhalten.

> Selbstpflege ermöglicht es allen Menschen eventuell auftretende Krankheiten und Verletzungen vorzubeugen oder Pflegebedürftigkeit zu kontrollieren, vorzubeugen oder zu kompensieren.

Merke

Die Selbstpflege hat neben positiven körperlichen Auswirkungen auch eine gesundheitspsychologische Perspektive: Zu nennen ist das Wissen über die Wirksamkeit des eigenen Verhaltens. Beides führt zum Vertrauen des Menschen in seine eigenen Fähigkeiten im Umgang und der Gesunderhaltung des eigenen Körpers und der Kognition. Diese Selbstwirksamkeit führt zum Selbstbewusstsein und darüber hinaus ist davon auszugehen, dass weitere Angelegenheiten des Lebens selbstständig bewerkstelligt werden können.

Sind die pflegebedürftigen Personen aktuell von Abhängigkeit und damit von Pflegebedürftigkeit bedroht, wird ihre verbliebene Eigenständigkeit bei der Selbstpflege für sie umso bedeutender. Neben der Gesunderhaltung erfüllt die Selbstpflege für sie auch eine identitätswahrende Bedeutung, denn mit der Kleidung, mit Körperpflegeritualen und Vorlieben beim Essen und Trinken drücken sie ihre Persönlichkeit und ihren Lebensstil aus. Gerade während den Krankheitsphasen und bei anderen gesundheitlichen Einschränkungen ist die Möglichkeit, die eigene Persönlichkeit auszudrücken und zu unterstreichen, der einzige Weg zum Wohlbefinden.

Hilflosigkeit und damit Abhängigkeit stellt sich ein, wenn ein Ereignis unkontrollierbar oder nicht änderbar erscheint und dadurch die Motivation zum aktiven Handeln sinkt. Die Selbstwirksamkeit lässt nach, was zu einer Demotivation führt. Damit steigt die Tendenz, emotional auf die Hilflosigkeit zu reagieren. Dies geschieht entweder mit verstärkter Aktivität oder mit Passivität.

Das Erleben von Selbstpflegedefiziten und die Reaktionen darauf sind bis jetzt pflegewissenschaftlich wenig erforscht. Es gibt kaum Schilderungen, wie sie erlebt werden. Ein Grund dafür könnte sein, dass Pflegende das Selbstpflegedefizit schnell anhand der ATLs feststellen können und die pflegebedürftigen Personen nicht nach ihrem Erleben fragen, sondern es zeitnah kompensieren, ohne die Reaktionen pflegebedürftiger Personen abzuwarten. Dies weckt bei den Pflegenden den Eindruck, dass die pflegebedürftigen Personen mit der vorübergehenden Passivität ihr Einverständnis signalisieren. Daraus resultiert, dass diese keine Möglichkeit sehen, den Automatismus zu unterbrechen und erdulden ihn. Sie hegen die

Hoffnung, wenn sie wieder zu Hause sind, erledigen sie alles wieder nach ihren eigenen Vorstellungen.

Alle vorgenannten Argumente fließen in die Aktivierend-therapeutische Pflege mit ein. Sie sieht vor, funktionelle, psychische und soziale Auswirkungen der Ressourcen zu benennen, um darauf aufbauend Selbstwirksamkeit für die Alltagskompetenzen zu entwickeln. Die Beschreibung bezieht sich dabei auf Auskünfte zu den vorliegenden Ressourcen, den aufgetretenen Problemen, ihren Ursachen und Symptomen. Symptome sind immer individuell, denn jede geriatrische Person kann aufgrund ihrer Einschränkungen personenbezogene Ressourcen und Probleme haben. Erst an den festgestellten Symptomen lassen sich individuelle pflegerische Interventionen anschließen und in einem Interventionsplan festlegen. Die sehr starke Orientierung am Einzelfall hilft zu vermeiden, geriatrische Patient*innen standardisiert zu betreuen. Als Arbeitsauftrag fungiert dann das subjektive Ziel der geriatrischen Person, nach welchen sie zu Beginn der geriatrischen Frührehabilitation befragt wurde.

11.1 Aktivierend-therapeutische Körperpflege und Kleiden

In der Logik der Aktivierend-therapeutischen Pflege werden zunächst die Ressourcen der Mobilität gefördert. So können sich pflegebedürftige Personen am besten auf die Selbstpflege vorbereiten. Für den Gang zur Dusche oder Toilette sollten sie in der Lage sein, einige Meter zu Fuß zurückzulegen.

Körperpflege wird aus hygienischen und aus persönlichen Gründen betrieben. Persönliche Gründe sind die Nutzung von Körperpflegemitteln, von Parfüms oder Haarpflegemitteln. Sie sind gut geeignet, einen persönlichen Eindruck zu schaffen, um aufzufallen, um persönliche Attribute herauszustellen oder sich angepasst an die jeweilige Umgebung zu präsentieren. Das Bedürfnis nach Präsentation ist auch an die Frisur gekoppelt, die für andere Menschen am offensichtlichsten ist. Körperpflege erfüllt überwiegend soziale Anforderungen.

Eine weitere Möglichkeit, sich anderen Menschen zu präsentieren, ist die Auswahl von Kleidung. Gerade geriatrische Patient*innen lösen in der Krankenhausumgebung bestimmte Wahrnehmungen aus. Tragen sie Tagesbekleidung, werden sie als aktive Menschen wahrgenommen. Wenn sie dagegen Nachtwäsche tragen, werden sie von Angehörigen und Pflegenden als krank wahrgenommen. Die ausgewählte Kleidung trägt dazu bei, die Wahrnehmung durch andere Menschen zu beeinflussen.

Eine besondere Wirkung von Kleidung und Frisur lässt sich bei Menschen mit Demenz aufzeigen und erzielen. Trotz ihrer kognitiven Einschränkungen und den daraus resultierenden Fehlhandlungen vermag eine schicke Kleidung und Frisur davon abzulenken. Andere Menschen reagieren dann respektvoller, was eine Stigmatisierung als »verrückt« oder »dement« zu vermeiden hilft. Stigmatisierung erzielt eine identitätszerstörende Wirkung, weshalb sie als eine Pflegediagnose benannt werden kann. Ein sichtbares Stigma verleitet andere Menschen dazu, auch Pflegende, Menschen mit Demenz als Kind oder eben als »verrückt« zu behandeln.

> Ein Stigma ist eine Ausprägung eines sozialen Vorurteils gegenüber Menschen, denen ein besonderes Verhalten oder Aussehen zugeschrieben wird. Bei den Eigenschaften handelt es sich um »minderwertige« Eigenschaften, wie z. B. verrückt, schwach, unglaubwürdig, unselbstständig. Problematisch ist z. B. die unreflektierte Einschätzung der Menschen mit Demenz, die oft zu entsprechenden professionellen Handlungen führt. Dies kann sich in einer überfürsorglichen oder bevormundenden Pflege äußern.

Definition

Typische Stigmatisierungen in der Pflege treten unabhängig von einer Demenz auch bei körperlichen Eigenarten, bei Geruch, bei Inkontinenz, bei geistiger Behinderung, bei psychischen sowie bei chronischen Erkrankungen auf. Daraus resultieren nicht selten wertende Diagnosen, die für die geriatrischen Patient*innen als Verlust ihres Körperbildes, ihrer Selbstsicherheit, ihrer Geschlechtsidentität und ihrer sozialen Beziehung erlebt werden. Sie reagieren darauf häufig mit Humor oder der Akzeptanz aller pflegerischen Angebote nach dem Motto »es ist freundlicher, Hilfe anzunehmen, als sich dagegen aufzulehnen und Konflikte einzugehen«. Können Humor oder Freundlichkeit nicht mehr bewusst eingesetzt werden, hat das Affektlabilität zur Folge. Diese kann sich als Abwehrhaltung, Rückzug und Aggression äußern. Jenes Verhalten ist bei Menschen mit Demenz häufig zu beobachten.

Die Pflegediagnose Stigma ist eng verbunden mit der Körperpflege und dem Kleiden. Eine zügig umgesetzte Aktivierend-therapeutische Körperpflege versetzt die geriatrische Person in die Lage, sich selbst zu pflegen. Das gibt ihr das Gefühl der Selbstwirksamkeit und damit der eigenen Stärke zurück.

> Mögliche pflegerische Interventionen zur Selbstpflege finden sich im Studienbrief »Denk- und Handlungsstrategien in der aktivierend-therapeutischen Pflege« (vgl. Glaus Hartmann, 2015b)

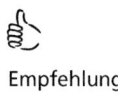
Empfehlung

11.2 Essen und Trinken

Essen und Trinken erhält die Körperfunktionen aufrecht. Das kann insbesondere mit einer ausgewogenen und gesunden Ernährung erzielt werden. Nicht zu vernachlässigen ist auch die soziale Funktion von gemeinsam eingenommenen Mahlzeiten. Essen und Trinken in Gemeinschaft, z. B. bei Familienfeierlichkeiten, fördert das Gemeinschafts- und Zugehörigkeitsgefühl und bietet Austauschmöglichkeiten mit anderen Menschen.

Für geriatrische Patient*innen ist Essen und Trinken eine komplexe Alltagskompetenz, die aus zahlreichen Einzelschritten besteht. Aufgrund funktioneller Störungen kann die Reihenfolge der Einzelschritte unterbrochen sein. Im Rahmen der Formulierung einer Pflegediagnose können deshalb zahlreiche Symptome festgestellt werden, d. h. Auffälligkeiten, die mit pflegerischen Interventionen behandelt werden. Typisch für die geriatrische (Früh-)Rehabilitation ist, dass immer die individuellen häuslichen Gegebenheiten mitbedacht werden. Aus diesem Grund ist die Konzentration auf die Nahrungsaufnahme zu kurz gegriffen, denn an zahlreichen Prozesspositionen des Essens und Trinkens kann die Formulierung einer Pflegediagnose ansetzen.

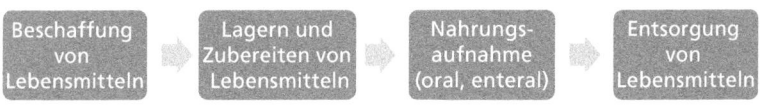

Abb. 6: Prozess des Essens und Trinkens (eigene Darstellung)

Essen und Trinken beginnt mit der Beschaffung von Lebensmitteln. Dazu sollte die pflegebedürftige Person in der Lage sein, den Bedarf zu erkennen, eine Vielzahl von Lebensmitteln zu drei Mahlzeiten pro Tag zusammenzustellen und den Einkauf zu organisieren.

Nach einem Einkauf müssen alle Lebensmittel angemessen gelagert oder haltbar gemacht werden, z. B. durch Einfrieren oder Kühlen. Beim anschließenden Zubereiten sollte sie die richtigen Lebensmittel identifizieren und sie in einer korrekten Art und Weise verarbeiten, damit eine Mahlzeit entsteht. Diese sollte in ihrer Zusammensetzung aus allen Bestandteilen bestehen, die eine ausgewogene und altersgerechte Ernährung ausmachen.

Nach der Zubereitung einer Mahlzeit bedarf es der Kompetenz, diese zu essen und ausreichend dazu zu trinken. Die Nahrungsaufnahme hängt von den kognitiven Fähigkeiten ab, z. B. dem Erkennen von Essen/Trinken und der Esswerkzeuge. Sie hängt auch von den Möglichkeiten ab, eine physiologische Sitzposition einzunehmen, der bequemen Sitzgelegenheiten und der appetitanregenden Umgebung. Eine Mahlzeit muss als schmackhaft empfunden werden, was mit dem Aroma, der Farbe, der Präsentation und der Menge zusammenhängen kann.

> Die meisten pflegebedürftigen Personen – genauso wie alle anderen Menschen – haben feste Essenszeiten, zu denen sie auch Appetit oder Hunger verspüren. Ändert sich die Tagesstruktur, geraten auch die gewohnten Essenszeiten durcheinander. Dieser Umstand sollte nicht dazu führen, zu früh eine Appetitlosigkeit zu diagnostizieren. Für viele pflegebedürftige Personen ist neben der Essenszeit auch ihr Essensritual wichtig. Dazu gehören die Einnahme von Getränken zum Essen, die Anordnung von Geschirr und langsames Essen.

Merke

Nach einer Mahlzeit fallen Arbeiten wie die Aufbewahrung von Lebensmittelresten, das Abräumen des Tisches, das Spülen oder die Mahlzeitenplanung für den folgenden Tag an.

Eine Besonderheit bei der Nahrungsaufnahme sind der Konsum von Zusatznahrung und die enterale Ernährung. Falls alle Möglichkeiten der oralen und damit »normalen« Ernährung ausgeschöpft sind, wird das Angebot von Zusatznahrung notwendig. Die Zusatznahrung oder auch die Anlage einer PEG sind laut Expertenstandard »Ernährungsmanagement zur Sicherung und Förderung der oralen Ernährung« Möglichkeiten, die zum Tragen kommen, wenn alle anderen Interventionen nicht den erhofften Erfolg gebracht haben. Zusatznahrung oral zu sich genommen oder per PEG verabreicht, ist für die geriatrischen Patient*innen keine Normalität, aber beim Vorliegen von Ressourcen kann ihre eigenständige Nutzung ein Therapieziel sein (vgl. DNQP, 2017).

Neben möglichen Einschränkungen beim Essen und Trinken ist ein wesentlicher Bestandteil Aktivierend-therapeutischer Pflege, geriatrische Patient*innen mit einer Fehlernährung zu identifizieren. Neben der einschlägigen Nutzung von Assessments zur Identifikation von geriatrischen Patient*innen mit einer Fehlernährung gibt es noch eine Reihe weiterer Möglichkeiten, einer bestehenden Fehlernährung auf den Grund zu gehen.

Folgende Ursachen können auftreten:

- Die Alters-Anorexia kann durch Appetitlosigkeit oder den Vorstellungen von einem individuellen Körperbild entstehen, z. B. schlank sein wollen.
- Nachlassende Sinneswahrnehmungen haben Einfluss auf das Geschmacks- und Geruchsempfinden.
- Eine vernachlässigte Mundgesundheit, wie Entzündungen im Mundraum, schlechtsitzendes Gebiss, fehlende Zähne oder fehlende Möglichkeiten für einen Zahnarztbesuch, führen zu Schwierigkeiten beim Essen.
- Akute und chronische Erkrankungen oder das Vorliegen von (chronischen) Schmerzen können zur Inappetenz führen.
- Die Multimedikation oder Medikamente mit ungünstigen Nebenwirkungen begünstigen Ernährungsprobleme.

- Behinderungen der oberen Extremitäten oder eine zunehmende Immobilität begünstigen Schwierigkeiten im Umgang mit Besteck und Geschirr oder beim aufrechten Sitzen.
- Die aktuelle kognitive und psychische Verfassung, wie z. B. Vergesslichkeit, Verwirrtheit, Demenz, Depressionen, Psychosen oder delirante Syndrome, führen zum Überspringen oder Auslassen von Mahlzeiten.
- In der Regel führen eine vorliegende Demenz und andere neurologische Erkrankungen zu einem erhöhten Kalorienbedarf.

Besondere Aufmerksamkeit verdient das Krankheitsbild der Demenz: Sie kann eine Ursache für Fehlernährung im Sinne einer Mangelernährung bis hin zu einer ausgeprägten Kachexie sein. Menschen mit Demenz äußern – mit Fortschreiten der Erkrankung – immer seltener den Wunsch nach Nahrungs- und Flüssigkeitsaufnahme. Sie zeigen oft Symptome und Verhalten, die als Nahrungsverweigerung interpretiert werden. Speisen werden häufig nicht mehr als solche erkannt. Besonders bei unbekannten Speisen oder püriertem Essen sitzen die Betroffenen am gedeckten Tisch und wissen nicht, was sie tun sollen. Die Einsicht in die Notwendigkeit von Essen und Trinken ist möglicherweise nicht mehr vorhanden und Signale wie Hunger oder Durst können nicht gedeutet werden.

Wenn sich eine zu geringe Nahrungs- und Flüssigkeitsaufnahme abzeichnet, muss zunächst überlegt werden, ob die geriatrischen Patient*innen die Nahrung nicht mehr aufnehmen wollen oder können. Hier gilt es durch genaues Beobachten die individuellen Probleme zu erkennen und aktivierend-therapeutische Interventionen einzuleiten wie:

- den ggf. erhöhten Energiebedarf (bis zu 3.000 bis 4.000 kcal am Tag) z. B. durch hochkalorische Kost decken
- Getränke und Speisen bei entsprechender Geschmacksvorliebe süßen
- kräftige Farben bei Speisen und Getränken (z. B. Säfte, Softgetränke) sowie der Tischgestaltung einsetzen (z. B. bunte Servietten)
- Angebote wie »Fingerfood«, »Eat by Walking« und Wunschkost vorhalten
- die Menschen mit Demenz in die Zu- und Vorbereitung der Speisen einbinden (z. B. bei der Auswahl am Büfett)
- die Menschen mit Demenz bei den Tätigkeiten nicht korrigieren und kritisieren
- intensive Sinneseindrücke vermitteln (z. B. Nahrungsmittel in die Hand geben, kontrastreiche Speisenzusammenstellung wählen)
- Menschen mit Demenz ggf. in einer Gruppe das Essen anbieten und dabei Zeitdruck vermeiden
- gehaltvolle und leicht aufzunehmende Zwischenmahlzeiten anbieten
- Um zum Trinken zu motivieren, sollte das Trinkgefäß in die Hand gegeben werden. So wird dann das Geräusch des Eingießens wahrgenommen, es wird das zunehmende Gewicht in der Hand gefühlt und die Person wird zum Trinken animiert.

> **Fragen zur Selbstreflexion**
>
> Versuchen Sie zu überschlagen, wie viele Ihrer derzeitigen geriatrischen Patient*innen an einer Fehlernährung leiden. Welche Möglichkeiten stehen Ihnen zur Verfügung, der Fehlernährung zu begegnen?

11.2.1 Förderung der Mundgesundheit

Eng verbunden ist bei pflegebedürftigen Personen die Fehl- bzw. Unterernährung mit ihrer Mundgesundheit. Probleme mit der Mundgesundheit führen zur unzureichenden Nahrungsaufnahme, was zunächst zu einer Gewichtsabnahme und langfristig zur Unterversorgung mit Proteinen, Kohlehydraten, Vitaminen, Spurenelementen etc. führt.

Aus diesem Grund wurde im Jahr 2023 ein Nationaler Expertenstandard »Förderung der Mundgesundheit in der Pflege« entwickelt und veröffentlicht (DNQP, 2023). Zunächst erfolgt bei allen pflegebedürftigen Personen ein Screening hinsichtlich ihrer Mundgesundheit. Ziel ist die Identifikation von Personen mit einem erhöhten Risiko von Mund- und Zahnerkrankungen, die behandelt werden sollten. In der Folge werden pflegerische Interventionen zur Mundpflege bzw. Mundhygiene angeboten. Diese beinhalten die allgemeine Pflege zur Reinigung des Mundes, der Schleimhaut, der Zunge, der Zähne und des Zahnersatzes.

> Mundgesundheit bedeutet kauen, essen, sprechen und lächeln zu können (vgl. DNQP, 2023). Neben der Selbstversorgung mit Lebensmitteln spielen auch Aspekte der Kontaktaufnahme durch einen positiven Gesichtsausdruck eine Rolle.

Definition

Alle geriatrische Patient*innen erhalten ein Screening, um diejenigen herauszufiltern, die ein erhöhtes Risiko haben. Folgende Aspekte werden zur Beurteilung der Mundgesundheit herangezogen:

- eine unzureichende Mundhygiene
- auftretende Kauprobleme
- ein vernachlässigtes äußeres Erscheinungsbild
- ein höheres Alter, das mit der Rückbildung von Zahnfleisch, Zahnschleiß und Entzündungen einhergehen kann
- Rauchen vermindert die Abwehrkraft der Mundschleimhaut
- die Nebenwirkungen von Medikamenten, z. B. Blutungsneigung des Zahnfleischs, Zahnfleischwucherungen und herabgesetzte Speichelproduktion
- ein Diabetes mellitus mit dem Risiko einer Zahnbettentzündung
- Mundtrockenheit

- Mundgeruch
- Knirschen oder Pressen mit den Zähnen (vgl. DNQP, 2023)

Finden sich bei pflegebedürftigen Personen oben benannte Aspekte, ist die Mundgesundheit gefährdet. Folgende Kriterien, die von Pflegenden behandelt werden müssen, gehen mit dem erhöhten Risiko für die Mundgesundheit einher:

- Vorliegen einer körperlichen Einschränkung wie Lähmung, Schluckstörung, Feinmotorik, Sehschwäche und Gebrechlichkeit
- Vorliegen einer kognitiven Einschränkung
- Vorliegen einer neurologischen Erkrankung wie Parkinson oder Apoplex
- Polypharmazie
- keine oder wenig Nahrung zu sich nehmen sowie Nahrungskarenz
- Trinknahrung oder Nahrungsergänzungsmittel einnehmen
- dauerhafte Sauerstoffversorgung
- Immunsuppression
- in der terminalen Lebensphase sein (vgl. DNQP, 2023)

Pflegerische Interventionen umfassen die Unterstützung der Mundhygiene, d. h. durch die Unterstützung beim Zähneputzen oder bei der Reinigung des Zahnersatzes. Pflegende sollten auch für die Mundgesundheit sensibilisiert werden, um Kontakt zu den behandelnden Zahnärzt*innen aufzunehmen (vgl. DNQP, 2023).

11.2.2 Schluckstörungen

Aufgrund des Alternsprozesses oder akuter Erkrankungen können sich Schluckstörungen entwickeln. Expert*innen gehen davon aus, dass Schluckstörungen wesentlich häufiger auftreten, insbesondere das Risiko der stillen Aspiration ist höher als bisher vermutet.

Definition

> Schluckstörungen bzw. Dysphagien beschreiben Störungen des sicheren Transports von Nahrung oder Flüssigkeit vom Mund bis zum Mageneingang. Dabei erstreckt sich der Schluckvorgang von den Lippen und der Nase bis hin zum Mageneingang.

Der Schluckvorgang setzt sich aus einer Vielzahl einzelner Schritte zusammen, die durch Krankheiten gestört werden können. Er erfolgt in verschiedenen Phasen. Unterschieden wird zwischen oraler, pharyngealer und ösophagealer Phase. In jeder Phase könnte eine Einschränkung vorliegen, die sowohl mit logopädischer als auch pflegerischer Unterstützung begleitet werden kann (vgl. Niers, 2023).

Schluckstörungen äußern sich in der oralen Phase dadurch, dass trotz des Versuchs der Bildung eines Bolus oder der Absicht des Schluckens Nahrung im Mund verbleibt (Retention). In der pharyngealen Phase erfolgt der Transport über den Gaumen bis hinter den Kehlkopf und es kommt bei Störungen zum typischen »Verschlucken« mit Husten usw. Schließlich wird die Nahrung in der ösophagealen Phase durch die Speiseröhre in den Magen transportiert, der Kehlkopf senkt sich wieder ab und öffnet dadurch die Atemwege. Störungen dabei äußern sich durch Aufstoßen bis hin zum Erbrechen (vgl. Niers, 2023).

Kau- und Schluckstörungen können eine Vielzahl von Ursachen haben. Am häufigsten treten bei geriatrischen Patient*innen Störungen infolge von akuten neurologischen Erkrankungen, insbesondere durch Schlaganfälle und Morbus Parkinson, auf. Daneben sind sie ein typisches Begleitsymptom von Demenzen, vor allem in mittleren und späten Krankheitsstadien (vgl. Niers, 2023).

Auch im Rahmen normaler Alterungsvorgänge kommt es zum Umbau der Schluckanatomie. Dies führt neben dem sich verschlechternden Zahnstatus auch zu Veränderungen der Muskulatur, der neuronalen Steuerung und einer Verlangsamung oder einer Vermeidung der Aufnahme von z. B. harten oder festen Speisen. In der Anfangsphase sind diese Umbauprozesse selten behandlungsbedürftig, da sie kompensiert werden können. Bei einer Verschlechterung des Allgemeinzustands, z. B. durch Infektionen, kann es dennoch zu Schluckstörungen kommen, wenn die Kraft zur Kompensation stark gemindert ist. Das Gleiche kann bei einer Pflegebedürftigkeit geschehen, wenn sie mit einer starken Kraftminderung aufgrund von Bewegungsmangel einhergeht (vgl. Niers, 2023).

Gleiches gilt für Erkrankungen, die mit schwerer Atemnot einhergehen. Es kann durch die anhaltende Mundtrockenheit und tiefe Atemzüge zum fehlenden Schließen des Kehldeckels kommen. Das führt zu angestrengten Atemzügen, gleichzeitigem Schlucken und der Gefahr der Aspiration (vgl. Niers, 2023). Besonders tragisch scheint, dass eine Aspirationspneumonie zum Tode führen kann. Deshalb ist die aktivierend-therapeutische Betreuung bei einer vorliegenden Schluckstörung unabdingbar.

Die Therapie einer Dysphagie ist vielfältig. Zunächst bietet sich die Therapie von Grunderkrankungen an, z. B. eine medikamentöse Einstellung des M. Parkinson. Schlucktherapeutische Interventionen umfassen übende Verfahren zur Verbesserung der motorisch-funktionellen Strukturen wie z. B. der Zungenbeweglichkeit oder der Kehlkopfhebung. Adaptierende Verfahren setzen darauf, dass ein Schluckvorgang an eine bestehende Dysphagie angepasst werden kann, z. B. durch Konzentration auf das Schlucken. Weitere Möglichkeiten sind die Anpassung der Konsistenz der Lebensmittel, z. B. fest oder püriert. Kompensatorische Interventionen umfassen die Anpassung der Haltung beim Sitzen und beim Schlucken, die gezielte Platzierung der Nahrung auf der Zunge oder das Einüben spezieller Schlucktechniken unter Leitung der Logopädie. Auch die Präsentation des Essens, d. h. das Aussehen und der Geruch, steigern die Vorfreude auf die Mahlzeit. Dafür nehmen geriatrische Patient*innen das erschwerte Schlucken ggf. in Kauf.

Erkundungsaufgabe

Beschreiben Sie kurz, wie das Thema Schluckstörung in der wöchentlichen Teambesprechung reflektiert wird. Wie kommt eine Therapieentscheidung zustande und ist diese am Ziel der geriatrischen Person ausgerichtet?

11.3 Ausscheiden

Ausscheiden ist ein notwendiger und alltäglicher Vorgang. Umso einschneidender wird eine Harn- und Stuhlinkontinenz von den betroffenen Personen wahrgenommen. Es handelt sich um ein weitverbreitetes Phänomen, denn viele geriatrische Patient*innen leiden darunter.

Definition

Unter Inkontinenz wird die Unfähigkeit verstanden, Harn oder Stuhl zurückzuhalten, um zu einem bestimmten Zeitpunkt willentlich zu entleeren. Urin- und Stuhlinkontinenz ist ein Zustand, bei dem unfreiwilliger Urin- und Stuhlabgang ein hygienisches und soziales Problem darstellt.

In der Gesamtschau auf die Gruppe der von Inkontinenz betroffenen Personen lassen sich fünf verschiedene Typen ausmachen, die sich durch verschiedene Bewältigungsstrategien unterscheiden:

- *Gruppe I*: Wenn die betroffenen Personen diskret auf ihre Inkontinenz angesprochen werden, reagieren sie oft mit Erleichterung und öffnen sich diesem Thema. In dieser Gruppe sind vermutlich viele betroffene Personen bereit, an aktivierend-therapeutischen Interventionen mitzuwirken.
- *Gruppe II*: In dieser Gruppe reagieren die betroffenen Personen negativ darauf, wenn sie auf ihre Inkontinenz angesprochen werden. Sie reagieren deshalb aggressiv gegenüber anderen Menschen, was den Zugang zu den Menschen und ihrem Problem erschwert.
- *Gruppe III*: Betroffene reagieren depressiv, schätzen die Situation als nicht veränderbar ein, empfinden sich als eine Last und bedauern Dritte, die ggf. Hilfe leisten. In dieser Atmosphäre der Resignation wird es schwer sein, die betroffenen Personen zu motivieren.
- *Gruppe IV*: Angehörige dieser Gruppe spielen ihre Inkontinenz herunter, verhalten sich deshalb passiv und erwecken den Eindruck, sie nehmen ihr »Problem« nicht so ernst. Dritte, so z. B. auch Pflegende, können dieses Verhalten auch als eine Provokation empfinden.

- *Gruppe V:* Diese verhältnismäßig kleine Gruppe ist aktiv bemüht, die Situation zu ändern, setzt sich damit auseinander und sucht Lösungsstrategien. Bei ihnen können Pflegende auf Ressourcen treffen, die für die Suche nach eigenen Strategien im Umgang mit der Inkontinenz erforderlich sind.

Geriatrische Patient*innen verfügen oft über individuelle Strategien im Umgang mit ihrer eigenen Inkontinenz:

- Sie versuchen mit eigenen verfügbaren Mitteln damit zurecht zu kommen und verfügen nicht über klare Verhaltensstrategien aus Mangel an Wissen.
- Sie bagatellisierten ihre Inkontinenz und betonen oftmals wichtigere Probleme zu haben, um damit von der Problematik abzulenken.
- Sie schenken ihrer Inkontinenz keine Beachtung und versuchen so zu leben wie immer.
- Sie vermeiden konsequent alle Risiken, d. h. sie gehen kaum außer Haus, sind bedacht in der Nähe einer Toilette zu sein und verzichten auf Besuche und Einladungen.
- Sie halten ihre Inkontinenz geheim.
- Sie reagieren mit Abwehrverhalten, um von ihren Scham- und Schuldgefühlen abzulenken.
- Sie verleugnen auftretenden Geruch und verschmutzte Wäsche, um sich selbst vor den Reaktionen anderer Menschen zu schützen.
- Sie verschweigen ihre Inkontinenz aus Angst vor Demütigungen und Entwürdigung (z. B. Vergleich mit Kindern).

Oft sind Blasenentleerungsstörungen und Harninkontinenz mit einer Darmfunktionsstörung vergesellschaftet. Stuhlmassen im Rektum können zu einer erschwerten Blasenentleerung führen, die Blasenkapazität verkleinern und eine Inkontinenzsymptomatik provozieren oder erhöhen. Zusätzlich kann besonders bei älteren Menschen eine oft vorhandene chronische Obstipation durch eine verringerte Trinkmenge und Immobilität verstärkt werden. Ständiges Pressen bei der Stuhlentleerung kann darüber hinaus den Beckenboden schwächen (vgl. DNQP, 2014).

Nicht selten verbirgt sich bei geriatrischen Patient*innen hinter einer vorübergehenden Inkontinenz ein Harnwegsinfekt. Grund dafür ist der asymptomatische Verlauf, bei dem keine Schmerzen beim Wasserlassen auftreten müssen. Die fehlenden typischen Symptome und die auftretende Inkontinenz lassen zunächst nicht auf einen akuten Harnwegsinfekt schließen.

Eine geriatrische Person kann z. B. ihre nötigen Hilfsmittel selbst nutzen und selbstständig rechtzeitig zur Toilette gehen. Damit verfügt sie über die Ressourcen der eigenständigen Hilfsmittelnutzung und des selbstständigen Aufsuchens der Toilette, gesetzt den Fall, sie spürt einen Harndrang und muss sich deshalb beeilen, auf die Toilette zu kommen. Diese Ressourcen gilt es zu erhalten. Eine pflegerische Intervention könnte sein, dass die geriatrische Person die entsprechende Anerkennung dafür bekommt und weiß, wie

Zeichen der Verschlechterung aussehen könnten und damit rechtzeitig vorbeugen kann.

Die geriatrische Person kann aber auch unter einem Harndrang leiden, kann dies kommunizieren und so Hilfe herbeiholen. Sie verliert nicht unwillkürlich Urin, benötigt aber Hilfe beim Gang zur Toilette oder bei der Anwendung von Hilfsmitteln. Des Weiteren verfügt sie über die Ressource des Spürens des Harndrangs und kann dies auch formulieren. Sie weist Förderungsbedarf im Bereich der Beweglichkeit auf, z. B. zur Toilette laufen können, und im Umgang mit Hilfsmitteln oder z. B. beim Anlegen und Entsorgen von Inkontinenzmaterial. Erfolgt in diesen Bereichen eine Förderung, kann sie unabhängig von personeller Unterstützung werden.

Die gleiche geriatrische Person kann es aber auch ablehnen, über ihre Inkontinenz zu reden, weil sie sich sehr schämt. Zu oft hatte sie das Gefühl, dass andere Menschen es »riechen«, und hat deshalb beschlossen, den Kontakt zu ihnen stark einzuschränken. Gelingt es nun in einem einfühlsamen Gespräch über Erlebnisse zu sprechen, Informations- und Anleitungsbedarfe aufzuzeigen, so kann die geriatrische Person im besten Fall kontinent werden. Beispielhafte pflegerische Interventionen sind: Informationsweitergabe über sämtliche Inkontinenzmaterialen oder Patient*in dazu anleiten, diese selbstständig zu nutzen.

Merke

> Das Pflegephänomen Inkontinenz tritt häufig chronisch auf. Aus diesem Grund ist eine pflegerische Anforderung die dauerhafte Versorgung mit Inkontinenzmaterialen und die Unterstützung von Toilettengängen. Im Vordergrund steht das Sicherstellen von Diskretion, der unbeschwerte Aufenthalt unter Menschen und Selbstbewusstsein.

Für die Versorgung mit Inkontinenzmaterialien stehen in der Zwischenzeit zahlreiche Produkte zur Verfügung (geschlossene, offene Systeme, Vor- und Slipeinlagen etc.). Ihre Zuverlässigkeit hängt von der korrekten Handhabung ab, die erlernt werden sollte. Bei einer richtigen Auswahl und Handhabung sind sie diskret beim Tragen, beim Wechseln, beim Transport und der Entsorgung. Dabei wird von windelähnlichen Produkten abgeraten, denn sie unterstreichen das Gefühl der Hilflosigkeit und können die Beförderung von Bettlägerigkeit zur Folge haben.

Wenn es gelingt, bestimmte Zeiten für den Toilettengang zu identifizieren, kann die Blase dahingehend trainiert werden, dass die betroffene Person zu diesem Zeitraum Harndrang verspürt und auf die Toilette gehen wird. Es besteht die Gefahr, dass die gesamte Tagesstruktur auf die zu erfolgenden Toilettengänge ausgerichtet wird, was dann für die Ausführung anderer Aktivitäten hinderlich sein kann. Gelingt es, die Toilettengänge gut in die Tagesstruktur zu verankern, kann der unwillkürliche Harnabgang kontrolliert werden, welches das Gefühl der Selbstwirksamkeit für die geriatrischen Patient*innen nach sich zieht.

Sowohl für die Linderung der Inkontinenz als auch für die Förderung der Kontinenz kann ein Beckenbodentraining angeboten werden. Diese Intervention wird als sehr wirksam eingeschätzt und kann auch in der Gruppe »Gleichgesinnter« veranstaltet werden. Das stärkt die geriatrische Person in dem Gefühl, nicht allein mit dem Problem der Inkontinenz zu sein. Außerdem fungieren diese Treffen auch als Austauschplattform für Tipps.

Bei der Einnahme von Medikamenten muss darauf hingewirkt werden, dass z. B. Diuretika eher in den Morgenstunden eingenommen werden, da die geriatrische Person noch über die körperliche Kraft verfügen kann, mehrmals die Toilette aufzusuchen. Zu vermeiden sind auch nächtliche Störungen, d. h. die Vermeidung von zahlreichen Toilettengängen. Auf diese Art können die Wirkungen von Medikamenten in den Tagesablauf integriert werden.

Der Umgang mit der eigenen Inkontinenz kann auch mit Einschränkungen beim Aufstehen und Gehen zusammenhängen. In der Regel ist es der geriatrischen Person nicht möglich, in einer angemessenen Zeit die Toilette aufzusuchen. Ob dies gelingt, hängt maßgeblich davon ab, wie schnell sie aus einer Sitzgelegenheit aufstehen und den Weg zur Toilette zurücklegen kann. Die Bewältigung einer ausreichend langen Gehstrecke führt zum Sicherheitsempfinden und dem Vertrauen in den eigenen Körper.

Auf der Toilette können Kleidungsstücke oder aufwendige Inkontinenzmaterialien dazu führen, dass die geriatrische Person sich nicht schnell genug ent- und bekleiden kann. Diese Schwierigkeiten können z. B. bei Seheinschränkungen und Einschränkungen der Feinmotorik auftreten.

Bei kognitiven Einschränkungen bereitet die Orientierung in der näheren und weiteren Umgebung Probleme, d. h. die Toilette wird nicht gefunden. Orientierungshilfen in Form von Piktogrammen und Beleuchtung unterstützen beim Auffinden der Toilette. Um die Diskretion zu wahren, sollte auf eine verbale Aufforderung zum Toilettengang, insbesondere im Beisein Dritter, verzichtet werden. Eine fehlende Diskretion kann zur Stigmatisierung oder Demütigung führen.

Möchten die geriatrische Patient*innen soziale Kontakte auch außerhalb ihrer Wohnung pflegen, ist es für sie von besonderer Bedeutung, Inkontinenzmaterial mitzunehmen und nach Gebrauch diskret entsorgen zu können. Beides gibt Sicherheit, dass die Inkontinenz von anderen nicht bemerkt wird. Dafür werden Transport- und Entsorgungsmöglichkeiten benötigt. Bei Nichtvorhandensein sinkt die Motivation, sich nach draußen zu begeben, um andere Menschen zu treffen, und daraus resultierend sinkt die Lebensqualität.

Blasenverweilkatheter in jeglicher Form gelten nicht als Therapie für eine Inkontinenz. Bei ausgewählten medizinischen Problemen, z. B. Verengung der Prostata, oder beim ausdrücklichen Wunsch der geriatrischen Person kann er indiziert sein. Gerade im häuslichen Bereich erfordert das Tragen eines Blasenverweilkatheters auch dessen regelmäßigen Wechsel. Hierzu müssen die entsprechenden Verordnungen und Hilfen angefordert werden.

Am Beispiel von Kontinenz/Inkontinenz konnte gezeigt werden, das pflegerische Möglichkeiten einer geriatrischen Person zu Selbstbewusstsein, Unabhängigkeit und damit zu Lebensqualität verhelfen können. Um dieses Ziel zu erreichen, stehen den Pflegenden aktivierend-therapeutische Interventionen zur Verfügung, z. B. Methoden wie Information, Anleitung etc. Die Versorgung einer Inkontinenz ist dabei nicht ausgerichtet auf einzelne Verrichtungen, wie z. B. dem Wechsel von Inkontinenzmaterial, sondern auf die körperliche und psychische Stabilität, um am sozialen Leben teilzuhaben.

Erkundungsaufgabe

Bitte suchen Sie alle gängigen Hilfsmittel zur pflegerischen Behandlung einer Inkontinenz auf ihrer Station zusammen. Überlegen und begründen Sie bitte, welche zur Förderung der Kontinenz geeignet sind.

Der Handlungsschwerpunkt Selbstpflege ist sehr vielfältig und setzt voraus, dass die pflegebedürftige Person sich bewegen und Beziehungen zu anderen Menschen aufnehmen kann. So ergibt sich aus den Handlungsschwerpunkten Beziehungsgestaltung, Mobilität und Selbstpflege die Selbstständigkeit. Sie ist wiederum die Voraussetzung für die Teilhabe eines Menschen.

12 Gemeinsame Festlegung des Bedürfnisses und des Bedarfes von Teilhabe

Die pflegefachliche Beschäftigung mit Teilhabe ist weniger eine pflegerische Anforderung während der geriatrischen Frührehabilitation. Das Potenzial zur Teilhabe, insbesondere zur sozialen Teilhabe, entscheidet über die Teilnahme an einer Rehabilitation, denn Alltags- und Freizeitgestaltung als Teilhabemöglichkeiten sind integrale Bestandteile des Lebens älterer Menschen. Beides zusammen wird mit Lebensqualität oder einem »guten Leben« in Verbindung gebracht.

> Ein subjektiver Bedarf bei älteren Menschen umfasst alle Teilhabeformen, die einen positiven Nutzen zur Alltags- und Freizeitgestaltung beitragen können, um ein lebensnotwendiges Bedürfnis zu stillen. Dieser Bedarf wird im Rahmen einer pflegefachlichen Einschätzung ermittelt (vgl. Schumann, 2021).

Merke

Bedürfnisse älterer Menschen bei Teilhabe	subjektiver Bedarf älterer Menschen bei Teilhabe und positivem Nutzen
soziale Teilhabe	soziale Teilhabe, z. B. Eingebundensein, Inklusion in Gruppen »Gleichgesinnter«
ökonomische Teilhabe	ökonomische Teilhabe, z. B. finanzielle Möglichkeiten für Alltags- und Freizeitgestaltung
politische Teilhabe	politische Teilhabe, z. B. Teilnahme an Bürgerinitiativen zur politischen Willensbildung, Wahrnehmung des aktiven Wahlrechts
kulturelle Teilhabe	kulturelle Teilhabe, z. B. Besuch von Kultur- und Sportveranstaltungen

Tab. 4: Übersicht über individuelle Bedürfnisse und subjektive Bedarfe bei der Teilhabe älterer Menschen (vgl. Schumann, 2021)

Die unterschiedlichen Teilhabebedürfnisse wie die soziale, ökonomische, politische und kulturelle Teilhabe bringen zum Ausdruck, dass ältere Menschen mitmachen, mitgestalten, eben »mitmischen« möchten. Dies drückt sich in den Möglichkeiten aus, sich mit »Gleichgesinnten« zu treffen, um sich auszutauschen, finanzielle Mittel zu besitzen, um sich im öffentlichen Raum zu bewegen oder für pflegerische Unterstützung zu zahlen, politisches Engagement zu betreiben und um Kultur- und Sportveranstaltungen zu besuchen.

Bei der Zuordnung der Teilhabeformen und ihrer Bedeutung für das Leben zeigt sich, dass die soziale und ökonomische Teilhabe am ehesten den Charakter lebensnotwendiger Aktivitäten haben. Ohne soziale und ökonomische Teilhabe kann die Lebens- und Alltagsgestaltung kaum gelingen. Die politische und kulturelle Teilhabe dagegen kann die Lebens- und Alltagsgestaltung bereichern.

13 Teilhabe aus der Perspektive der älteren Menschen

Es scheint für ältere Menschen nicht selbstverständlich, sozial eingebunden zu sein und ein soziales Beziehungsnetzwerk zu unterhalten. Beide Faktoren erschweren ein selbstbestimmtes Leben, denn die Einbeziehung in gesellschaftliche Entscheidungs- und Gestaltungsprozesse bleibt aus.

> Teilhabe erfüllt Funktionen wie die Gestaltung von persönlicher Entwicklung, Inklusion, Gleichberechtigung und Gleichstellung sowie das Eingebundensein in die Gemeinschaft, um an Entscheidungsprozessen teilzunehmen.

Merke

Aus diesen Funktionen heraus ergeben sich unterschiedliche Definitionen von Teilhabe. Ihre Entwicklung oder Erhaltung besteht aus einer sozialen, ökonomischen, politischen und kulturellen Teilhabe, die sich gegenseitig ergänzen und in einer Wechselwirkung zueinanderstehen. Ohne eine Priorisierung festzulegen, kann die kulturelle und politische Teilhabe nur aus einer ökonomischen und sozialen Teilhabe entstehen. Durch die soziale Teilhabe als eine Möglichkeit, gleichgesinnte Menschen aufzusuchen oder zu empfangen, und der Verfügbarkeit finanzieller Mittel kann kulturelle und politische Teilhabe eine Grenze erfahren. Zu nennen ist in diesem Zusammenhang die Verfügbarkeit finanzieller Möglichkeiten zur Nutzung von öffentlichen Verkehrsmitteln oder der Entrichtung von Eintrittspreisen (vgl. Schumann, 2021).

14 Lernen im Alter als Basis für die Aktivierend-therapeutische Pflege

Rehabilitation bzw. Frührehabilitation setzt die Lernfähigkeit und die Lernmotivation älterer Menschen voraus. Beides wird für die Wiedererlangung der Ausführung der Alltagskompetenzen und der Teilhabe benötigt, aber älteren Menschen oft abgesprochen. Ihnen wird unterstellt, aufgrund des Alternsprozesses sind sie körperlich und kognitiv nicht mehr in der Lage zu lernen. Aufgrund der noch zur Verfügung stehenden Lebenszeit sinkt auch die Motivation, sich mit Neuem auseinanderzusetzen, wenn personelle Hilfe zur Kompensation von Antrieb angefordert werden kann.

Die Entwicklungspsychologie und die Neurobiologie setzen ihre Erkenntnisse über ältere Menschen dagegen und sehen sie durchaus in der Lage, Alltagskompetenzen und Teilhabe wieder zu erlernen, wenn ihr Gehirn durch eine Erkrankung irreversibel geschädigt wurde oder aufgrund von negativen Lernerfahrungen die Motivation zur Rehabilitation sinken kann.

> **Frage zur Selbstreflexion**
>
> Welche Bedeutung hat das sog. lebenslange Lernen in der geriatrischen Frührehabilitation?

Die Entwicklungspsychologie geht davon aus, dass der Mensch über die gesamte Lebensspanne lernen kann und prägte den Begriff des »lebenslangen Lernens«. Die Neurobiologie entdeckte die sogenannte Plastizität des Gehirns, welche im Stande ist, irreversible Schäden des Gehirns zu kompensieren. Für ältere Menschen mit irreversiblen Schädigungen des Gehirns, z. B. nach einem Apoplex oder anderen neurologischen Erkrankungen, konnten diese beiden Ressourcen im Rahmen der Frührehabilitation nutzbar gemacht werden.

Neurologische Erkrankungen gehen einher mit Störungen der körperlichen, emotionalen, kognitiven und damit sozialen Mobilität. Werden nun verschiedene Symptome der körperlichen Beweglichkeit regelmäßig aufgefordert, kann eine Spastik, eine unbeabsichtigte Willkürbewegung etc. besser kontrolliert werden. Dazu ist ein regelmäßiges und gleichförmiges Bewegungsangebot nötig, was im Laufe der Zeit die Plastizität des Gehirns aktiviert (vgl. Alacamlioglu et al., 2002). Dieses Bewegungsangebot ist als ein Lernangebot zu verstehen, welches langfristig zur Wiedererlangung von

Alltagskompetenzen führen kann – mit Unterstützung von Lernstrategien älterer Menschen, z. B. dem motorischen Lernen von Bewegungsprozessen.

Durch Lernangebote wird die Plastizität des Gehirns aktiviert, denn die Lernimpulse führen zur Veränderung der Gehirnstruktur. Diese ist durch gezielte Lernimpulse in der Lage, Bewegungsmuster wieder auszuführen, obwohl alte Strukturen irreversibel geschädigt wurden und ihre Funktion nicht wieder aufnehmen können. Es bilden sich neue Gehirnstrukturen oder bereits vorhandene, unbeschädigte übernehmen neue Aufgaben (vgl. Alacamlioglu et al., 2002).

Übertragen auf das Konzept der Aktivierend-therapeutischen Pflege bedeutet das Wissen um die Plastizität im Gehirn, dass die Voraussetzungen zum lebenslangen Lernen gegeben sind und eine Basis des Rehabilitationspotentials bilden. Organische Voraussetzungen können die Motivation älterer Menschen steigern, denn ein Zugewinn von Alltagskompetenzen motiviert zur Teilhabe und ermöglicht Lebensqualität.

Lebensqualität bedeutet für ältere Menschen den Umgang mit dem eigenen Alternsprozess und mit den eigenen chronischen und akuten Erkrankungen. Alltagskompetenzen und Teilhabe werden nicht nur für die Alltags- und Freizeitgestaltung benötigt, sondern auch für die Kontrolle von Symptomen bei Erkrankungen und bei der Kompensation von auftretenden Verlusten durch das Altern, z. B. Einschränkungen in der Beweglichkeit, im Hören und im Sehen. Ältere Menschen benötigen neben der Alltagskompetenz also auch eine Gesundheitskompetenz.

Der Präventionsansatz der Förderung der Gesundheitskompetenz gilt als eine pflegerische Anforderung, die (Gesundheits-)Bildung und Lernen ins Zentrum ihrer Aufgaben stellt. Die Entwicklung einer Gesundheitskompetenz soll dazu führen, dass ältere Personen sich gesünder fühlen und aktiver sind, weil sie es gelernt haben, ihre Teilhabe wieder selbst zu gestalten. Bildung bedeutet in diesem Zusammenhang die Kompetenz, sich reflektiert den Herausforderungen des individuellen Lebens zu stellen und sich dadurch zu entwickeln. Individuelle Herausforderungen sind u. a. der Umgang mit chronischen Erkrankungen, mit dem Alternsprozess oder Pflegebedürftigkeit. Diesem Entwicklungsprozess liegt ein Bildungsprozess zugrunde, der das Reflektieren von Erfahrungen, den Einbezug neu auftretender Situationen sowie Rahmenbedingungen und die Suche nach neuen Lösungen für die Bewältigung des Alltagslebens befördert (vgl. Schaeffer et al., 2016).

14.1 Lernstrategien im Alter

Lebenslanges Lernen im Alter ist durch die Nutzung bestimmter Lernstrategien möglich. Diese unterscheiden sich von denen jüngerer Menschen, die z. B. in der Schule oder im Beruf lernen.

Ältere Menschen nutzen Lernstrategien, die sich im Laufe ihres Lebens bewährt haben und die zu einem schnellen und nachhaltigen Erfolg führen. Dabei tragen sie ihrem Alter, also der letzten Lebensspanne eines Menschen, Rechnung, denn sie haben bereits eine lange Lernbiografie und Lebenserfahrung im Umgang mit Lernerfolgen und -misserfolgen.

Ältere Menschen nutzen zielorientierte Lernstrategien. Dabei verstehen sie ein selbstgestecktes Ziel als eine Selbstverpflichtung, dieses zu erreichen. Die Selbstverpflichtung motiviert zur Erreichung des angestrebten Ziels, denn es wird als sinnstiftend erlebt. Das angestrebte Ziel wird konsequent verfolgt, Lösungen werden gesucht, um nachhaltig zum Erfolg zu kommen. Sie entscheiden sich für ausgewählte Lösungsstrategien, um in der verbleibenden Lebensspanne mit beschränkten Kraftreserven zu einem Erfolg zu kommen (vgl. Bitzer et al., 2015).

Um Lösungsstrategien zu nutzen, benötigen ältere Menschen Informationen und ausgewähltes Wissen, z. B. zu Symptomen einer Erkrankung oder dem Umgang mit körperlichen Gebrechen. Dieses für sie adressatengerecht präsentierte Wissen versetzt sie in die Lage, informierte Entscheidungen zu treffen (vgl. Bitzer et al., 2015). Adressatengerechtes aufbereitetes Wissen bedeutet die Rücksichtnahme auf eingeschränktes Hören, Sehen, weniger Aufmerksamkeit und Konzentration etc. Können Informationen und Wissen nicht verstanden werden, wird es nicht als eine Entscheidungshilfe angesehen und es wird auf alte Bewältigungsstrategien zurückgegriffen, von denen ältere Menschen aufgrund ihrer Lebenserfahrung viele nutzen können. Fraglich ist nur, ob diese selbstgewählten Bewältigungsstrategien helfen, immer wieder auftretende Krankheitssymptome zu lindern.

Ältere Menschen präferieren eine selbstorganisierte Lernstrategie, d. h. sie suchen auch nach einer Lösungsmöglichkeit auf Basis neuer Informationen. Das unterstützt die Aneignung neuer Handlungsstrategien aber nur, wenn sie ihre Lösungen auch selbstständig ausführen können. Dazu benötigen sie den Raum und die Zeit zum Experimentieren. Vorschnelle Kompensation von Problemen durch Pflegende oder das einfache Zeigen von Handlungen beschleunigt den Lernprozess nicht (vgl. Bitzer et al., 2015).

Neu oder wieder erlernte Handlungen werden durch kontinuierliche Wiederholung gefestigt. Die Wiederholungen im Sinne von Lernimpulsen aktivieren die Plastizität des Gehirns, steigern die körperliche Belastbarkeit und führen zu einer Routine in ihrer Ausführung. Einsetzende Routine hilft bei altersbedingt nachlassender Aufmerksamkeit und Konzentration, um gerade komplexe Alltagshandlungen auszuführen.

Lernen im Rahmen der Aktivierend-therapeutischen Pflege nutzt die präferierten Lernstrategien älterer Menschen, um die Alltagskompetenzen zu fördern. Pflegende können mit einem Lernangebot an ältere Menschen die vorhandenen Ressourcen ausbauen, reflektieren aber stets, wann sie selbst zu viele Handlungen kompensieren. Diese Vorgehensweise bezieht ausdrücklich mit ein, dass ältere Menschen an ihren Zielen und Problemlösungen scheitern können.

15 Teilhabe im Rahmen der Aktivierend-therapeutischen Pflege

Das Konzept der Aktivierend-therapeutischen Pflege unterstützt die Früh- bzw. Rehabilitation älterer Menschen. Rehabilitation ist nicht nur mit der Förderung von Körperfunktionen oder emotionaler Stabilisierung verbunden, sondern auch mit der Förderung von Teilhabe. Teilhabe wiederum ist ein Aspekt von Selbstbestimmung, die durch die Aktivierend-therapeutische Pflege gezielt ausgebaut werden soll. Selbstbestimmung bezieht sich nicht nur auf die Gestaltung des Alltags, sondern auch auf die Gestaltung von Kontakten, um dauerhaft in soziales Leben eingebunden zu sein. Soziales Leben wiederum ermöglicht Lebensqualität, da gemeinsame Erlebnisse und die Möglichkeit, Einfluss auf die eigene Umgebung zu nehmen, ein gutes Leben auch im Alter ausmachen.

Pflege konzentriert sich auf die Förderung von Alltagskompetenzen, dabei kommt die Förderung von Teilhabe häufig zu kurz. Dennoch bereiten pflegerische Angebote im Bereich der Alltagskompetenzen die Verwirklichung von Teilhabe vor. Aus diesem Grund ist es sinnvoll, Teilhabe in ihren unterschiedlichen Ansätzen zu reflektieren.

Teilhabe behindern kann Diskriminierung fördern. Dies können ältere Menschen erfahren, obwohl auch sie Anspruch auf Inklusion hätten. Das Konzept der Aktivierend-therapeutischen Pflege behält deshalb mögliche Diskriminierung im Blick, um Inklusion zu unterstützen. Pflegende nehmen dabei die Rolle einer Interessenvertretung für ältere Menschen ein, wenn sie diese nicht mehr selber vertreten können.

Geförderte und wiedererlangte Teilhabe mit ihren unterschiedlichen Aspekten ist ein Ergebnis von Aktivierend-therapeutischer Pflege. Deshalb ist es angezeigt, sich diesen sehr facettenreichen Begriff zu vergegenwärtigen und ihn gedanklich in die pflegerische Arbeit miteinzubeziehen. Pflegende haben ein besonderes Interesse, die privaten und professionellen Netzwerke von pflegebedürftigen Personen zu kennen. Ihr Vorhandensein und ihre Stabilität gewährleistet eine häusliche Versorgung nach einem Aufenthalt in der geriatrischen Frührehabilitation. Mit der häuslichen Versorgung steht und fällt auch die Nachhaltigkeit der geriatrischen Frührehabilitation, denn wiedergewonnene Alltagskompetenzen bedürfen der kontinuierlichen Ausführung im Alltag, nicht selten bedarf es noch der Ermutigung der Betroffenen. Die Ermutigung, Befähigung und Ermächtigung stärkt die Alltagskompetenzen, die für die Verwirklichung von Teilhabe unerlässlich sind.

Soziale Netzwerke, die sowohl aus privaten oder professionellen Kontakten bestehen, bilden den Ausgangspunkt von sozialer Teilhabe, weil die älteren Personen dort eingebunden sind und Unterstützung bei der Ausführung von sozialer Teilhabe erfahren. Im Rahmen des Aktivierend-therapeutischen Pflegekonzepts spielen Informationen zum Umfang, zur Stabilität sowie zur Art des sozialen Netzwerks eine große Rolle. Private Netzwerke bestehen aus Familienmitgliedern, Freund*innen oder zufälligen Bekannten wie Nachbar*innen. Die Angebote machen sie oft freiwillig und unentgeltlich oder ältere Personen bedanken sich für die Angebote mit einer Gratifikation. Professionelle Netzwerke bestehen aus Personen, die die Angebote professionell anbieten, ein Entgelt dafür erhalten und deshalb verpflichtet sind, tätig zu werden. Nicht selten unterliegen ihre Angebote auch Qualitätskriterien, die Mindeststandards für die Güte der Angebote festlegen.

Beide Netzwerke können die soziale Teilhabe unterstützen, wenn sie über eine Tragfähigkeit verfügen. Dies bedeutet das Vorhandensein von Personen, die angesprochen werden können, die die zeitlichen Ressourcen aufwenden und auch im Falle schneller Hilfe kommen können. Ältere Personen erleben dies als eine Verlässlichkeit, die sie als persönliche Sicherheit empfinden, was ihre Ermutigung zum selbstständigen Handeln und selbstbestimmten Entscheiden zur Folge haben kann. Die Verlässlichkeit der Personen im sozialen Netzwerk hat auch darüber hinaus Auswirkungen auf die subjektive Lebensqualität, wenn ältere Menschen eine gute Beziehung zu den Helfern aufbauen können und diese als sinnvolle Zeitinvestition ansehen.

Die Vorstellungen von positiv erlebter sozialer Teilhabe bei älteren Menschen unterliegen einer Besonderheit. Soziale Beziehungen sollten aus ihrer Perspektive heraus eine positive Wirkung haben. Aus diesem Grund gehen sie bei der Auswahl von sozialen Kontakten und ggf. auch bei Vertrauenspersonen »wählerisch« vor.

Definition

Unter dem Begriff der sozio-emotionalen Selektivität werden verschiedene Vorgehensweisen bei der Auswahl von sozialen Kontakten verstanden.

Ältere Menschen erleben ihre Lebenszeit als begrenzt, deshalb sind sie daran interessiert, emotionales Wohlbefinden in ihren sozialen Kontakten als sichere und kontinuierliche Beziehung zu erreichen. Je näher ältere Menschen dem Ende ihrer Lebenszeit kommen, umso mehr werden Gefühle und emotionale Zustände betont und unangenehme, bedeutungslose Aktivitäten werden als unattraktiv bewertet und deshalb gemieden. Dazu können Beteiligte des sozialen Netzwerks zählen, aber auch das Interesse an Neuartigem und Aktivitäten, sofern diese nicht in naher Zukunft positive Auswirkungen auf ihre Lebenssituation bzw. Lebensqualität haben. Aus diesem Grund fokussieren sie stärker auf die Gegenwart und verhalten sich zunehmend intuitiv sowie emotional und können darüber ein planvolles und analytisches Verhalten vernachlässigen (vgl. Schumann, 2021).

Zur Unterstützung der sozialen Teilhabe im Rahmen der Aktivierend-therapeutischen Pflege spielen die Information, die Bewertung und die

Beauftragung von Partner*innen der sozialen Netzwerke eine Rolle. Die Beauftragung umfasst dabei die Information über Unterstützungsangebote zur sozialen Teilhabe im unmittelbaren Lebensumfeld der pflegebedürftigen Personen. Dazu zählen ihre Anbindung an ehrenamtliche Angebote, die Ermutigung zur Gestaltung eigener Treffen in der eigenen Wohnung sowie die Beauftragung professioneller Helfer*innen zur Alltagsbegleitung. Auch die Befähigung von Familienmitgliedern oder anderen Bezugspersonen, z. B. im Umgang mit Hilfsmitteln, die die körperliche Beweglichkeit erleichtern, die Unterstützung bei körperlichen Einschränkungen sowie das Auffinden von behindertengerechten Angeboten gehören zu möglichen aktivierend-therapeutischen Interventionen.

Die Verwirklichung von sozialer Teilhabe hängt nicht nur von der Sicherheit ab, die die Personen in den Netzwerken vermitteln, sondern auch vom Lebensumfeld. Dieses kann von pflegebedürftigen Menschen als unsicher eingeschätzt werden, weil sie dem individuellen Sicherheitsempfinden widersprechen.

Pflegebedürftige Personen unterscheiden bei der Beschreibung ihres persönlichen Sicherheitsempfindens in zwei Arten: ihre eigene empfundene Sicherheit im Umgang mit gesundheits- und krankheitsbedingten Risiken, die sie daran hindern, andere Menschen aufzusuchen oder Veranstaltungen zu besuchen, und die Angst Opfer einer Straftat zu werden, weil ihre altersbedingten Einschränkungen ihre Wahrnehmung von Gefahren behindern. Befinden sich die älteren Menschen in Gemeinschaft, können die gesundheitlichen Krisen auch in der Öffentlichkeit stattfinden. Dadurch erleben sie eine Unberechenbarkeit von Krankheit und eine fehlende Planbarkeit des täglichen Lebens oder der Freizeitgestaltung, was zu starker Unsicherheit führt (vgl. Schumann, 2021). Eine andere Form des Sicherheitsempfindens bei älteren Menschen kann die Angst sein, Opfer eines Verbrechens zu werden (vgl. Schumann, 2021). Dabei erleben sie den öffentlichen Raum als Bedrohung, wenn sie aufgrund ihrer Seh- und Höreinschränkungen Gefahrenlagen nicht schnell und genau genug einschätzen können. Sie befürchten, dass ihre körperlichen Einschränkungen es Tätern erleichtern, sie körperlich zu bedrohen.

Die finanzielle Situation älterer Menschen entscheidet über ihre Möglichkeiten der finanziellen Teilhabe. Die zur Verfügung stehenden Mittel ermöglichen oder behindern die finanzielle Teilhabe, wenn Geldmittel nicht zur Verfügung stehen und auch nicht beschafft werden können.

Ältere Menschen haben für die Finanzierung ihres Lebens ihre Rente oder Pension und ggf. persönliches Vermögen zur Verfügung. Beides entwickelt sich langsam, weil bei Renten/Pensionen oder dem Vermögen keine sprunghaften Anstiege finanzieller Mittel zu erwarten sind. Allerdings stehen die Einkünfte kontinuierlich zur Verfügung, weil Rentenzahlungen regelmäßig erfolgen und nicht ausbleiben können. Diese Gefahr besteht im Arbeitsleben durch eine plötzliche unverschuldete Arbeitslosigkeit hingegen immer.

Im Rahmen der Aktivierend-therapeutischen Pflege kann die Förderung der Selbstständigkeit und der Selbstbestimmung dazu führen, bedacht mit den begrenzten finanziellen Mitteln umzugehen. Viele Leistungen der Gesundheitsversorgung, der Behandlungen von Krankheiten oder der Bewältigung von Pflegebedürftigkeit kosten Geld, da Zuzahlungen oder Eigenanteile zu leisten sind. Neben der Kranken- oder Pflegeversicherung wird auch die pflegebedürftige Person aufgefordert, sich finanziell an den erbrachten Leistungen zu beteiligen. Diese Form der Selbstbeteiligung soll die pflegebedürftigen Personen dazu motivieren, sich um ihre Gesundheit und Autonomie zu kümmern, damit diese Kosten nicht anfallen. Genau diesen finanziellen Anreiz unterstützen aktivierend-therapeutische Interventionen wie die Beratung zu Pflege- und Gesundheitskosten und deren Vermeidung. Die Anleitung zur persönlichen Selbstständigkeit versetzt pflegebedürftige Personen in die Lage, auf kostenintensive personelle Unterstützung durch professionelle Helfer*innen zu verzichten. Dieser Anreiz erlangt vor dem Hintergrund ständiger Steigerungen der Lebenshaltungskosten eine besondere Relevanz. Stark steigende Lebenshaltungskosten und langsam steigende Einkünfte durch Renten/Pensionen erhöhen die Gefahr in die Altersarmut abzurutschen.

Die aktivierend-therapeutischen Interventionen bahnen die Verwirklichung kultureller Teilhabe an. Gesellschaftliche bzw. kulturelle Teilhabe beschreibt die Freizeitgestaltung als Suche nach sinnvollen, inspirierenden und bereichernden Erlebnissen. Sie können maßgeblich das Lebensgefühl und damit die Lebensqualität positiv beeinflussen (vgl. Schumann, 2021). Sinnvolle und bereichernde Erlebnisse bieten Abwechslung, schließen an guten Erinnerungen älterer Menschen an. Kulturelle Teilhabe schließt musikalische, darstellerische und sportliche Veranstaltungen ein. Für ältere Menschen kommt aufgrund evtl. körperlicher Einschränkungen dafür die Nutzung von Medien in Frage. Die Nutzung von Medien setzt Kenntnisse im Umgang mit digitalen Medien voraus, um das breite Angebot nutzen zu können.

Digitale Teilhabe spielt auch für ältere und pflegebedürftige Personen eine immer größere Rolle. Sie ist inzwischen für ältere Menschen eine gleichberechtigte Teilhabeform neben allen anderen. Die Coronapandemie mit den von der Politik beschlossenen Kontaktsperren zu anderen Menschen, um die Verbreitung des Corona-Virus einzuschränken, hat die Bedeutung von digitaler Teilhabe verdeutlicht.
Bei der digitalen Teilhabe handelt es sich um die technische Unterstützung beim Wohnen, zur Orientierung in der Umgebung und zur Information über Möglichkeiten der Mobilität im öffentlichen Bereich, des kommunikativen Austauschs mit Gleichgesinnten (BMFSFJ, 2020).
Im Rahmen der Aktivierend-therapeutischen Pflege spielen auch digitale Angebote zur Förderung der Gesundheitskompetenz eine Rolle. Gerade zur Kontrolle von medizinischen Behandlungen (z. B. Medikamentenwirkung und -nebenwirkungen) oder Symptomen (z. B. Schmerzen) eignen sich digitale Formate wie Apps.

Können ältere und pflegebedürftige Personen ihre soziale, finanzielle, kulturelle und digitale Teilhabe nicht verwirklichen, weil sie krankheitsbedingte und gesundheitliche Einschränkungen haben, sind sie aus gesellschaftlichen, sinnstiftenden Prozessen ausgeschlossen. Ein Rückzug aus den Teilhabeformen, entweder durch die selbstgewählte Isolation oder durch die anderen Menschen, kann zur Diskriminierung führen. Die sozio-emotionale Selektivität als eine alterstypische Bewältigungsstrategie der letzten Lebensphase kann die Inanspruchnahme von Teilhabeangeboten ebenfalls erschweren. Um diese zu vermeiden, bedarf es der Gestaltung von Chancengleichheit und Inklusion. Diese Gestaltung kann mit der Förderung der Autonomie, wie es die Aktivierend-therapeutische Pflege für ältere Menschen realisieren möchte, erreicht werden.

Literatur

Aktionsbündnis Patientensicherheit (Hrsg.) (2017). *Sicher im Krankenhaus. Ein Ratgeber für Patienten.* 2. Aufl. Berlin. doi: 10.21960/201701

Aktionsbündnis Patientensicherheit (Hrsg.) (2018). *Reden ist der beste Weg. Ein Ratgeber für Patientinnen und Patienten und ihre Angehörigen nach einem Zwischenfall oder bei Verdacht auf einen Behandlungsfehler.* 2. Aufl. Berlin. doi: 10.21960/201805.2

Alacamlioglu, Y., Amann-Griober, H., Prager, C. (2002). *Schlaganfallrehabilitation – Teil 2.* Österreichische Zeitschrift für Physikalische Medizin und Rehabilitation, 12(1), 1–8, Zugriff am 12.02.2024 unter: http://ww.uhlen.at/oezpmr/data/pdf/120103.pdf

BAR – Bundesarbeitsgemeinschaft für Rehabilitation e.V. (Hrsg.) (2021). *Ambulante und stationäre medizinische Rehabilitation. Rahmenempfehlungen Allgemeiner Teil.* Frankfurt am Main. Zugriff am 01.09.2023 unter: https://www.bar-frankfurt.de/fileadmin/dateiliste/_publikationen/reha_vereinbarungen/pdfs/MedRehaAllgemein.web.pdf#:~:text=Die%20Bundesarbeitsgemeinschaft%20f%C3%BCr%20Rehabilitation%20e.V.%20%28BAR%29%20ist%20der,der%20Eingliederungshilfe%2C%20die%20Kassen%C3%A4rztliche%20Bundesvereinigung%20sowie%20die%20Sozialpartner.

Bitzer, E.M. & Spörhase, U. (2015). *Gesundheitskompetenz in der medizinischen Rehabilitation und die Bedeutung für die Patientenschulung.* Bundesgesundheitsblatt – Gesundheitsforschung – Gesundheitsschutz, 58, 983–988, doi: 10.1007/s00103-015-2205-7

BMFSFJ – Bundesministerium für Familie, Frauen, Senioren und Jugend (Hrsg.) (2010.) *Eine neue Kultur des Alterns. Altersbilder in der Gesellschaft. Erkenntnisse und Empfehlungen des Sechsten Altenberichts.* Berlin.

BMFSFJ – Bundesministerium für Familie, Senioren, Frauen und Jugend (Hrsg.) (2020). *Achter Altersbericht. Ältere Menschen und Digitalisierung.* Berlin.

Brandtstädter, J. (2007). *Entwicklungspsychologie der Lebensspanne: Leitvorstellungen und paradigmatische Orientierungen.* In: Brandtstädter, J. & Lindenberger, U. (Hrsg.). *Entwicklungspsychologie der Lebensspanne. Ein Lehrbuch* (S. 34–66). Stuttgart: Kohlhammer.

Brinkmann, M. (2008). *Lernen, Verlernen und Umlernen im Alter.* In: Buchen, S. & Maier, M.S. (Hrsg.). *Älterwerden neu denken. Interdisziplinäre Perspektiven auf den demografischen Wandel* (S. 113–129). Wiesbaden: VS Verlag für Sozialwissenschaften.

Citron, I. (2011). *Kinästhetik – Kommunikatives Bewegungslernen.* 3. Aufl. Stuttgart: Thieme.

Deutsche Gesellschaft für Gerontologie und Geriatrie (DGGG), Deutsche Gesellschaft für Psychiatrie und Psychotherapie, Psychosomatik und Nervenheilkunde (DGPPN), Deutsche Gesellschaft für Neurologie (DGN) (Hrsg.) (2020). *Einwilligung von Menschen mit Demenz in medizinische Maßnahmen. Interdisziplinäre S2k-Leitlinie für die medizinische Praxis (AWMF-Leitlinie Registernummer 108 – 001).* Stuttgart: Kohlhammer.

Deutscher Bundestag (Hrsg.) (1993). *Erster Altenbericht der Bundesregierung.* Drucksache 12/5897.

DGATP – Deutsche Fachgesellschaft für aktivierend-therapeutische Pflege (Hrsg.) *Handreichung zur Verbindung von pflegerischen Vorbehaltstätigkeiten und dem aktivierend-therapeutischen Pflegeprozess.* Konsentiert durch die Mitglieder der DGATP, 31.03.2023

DNQP – Deutsches Netzwerk für Qualitätsentwicklung in der Pflege (Hrsg.) (2014). *Expertenstandard Förderung der Harnkontinenz in der Pflege*. 1. Aktualisierung. Osnabrück: Hochschule Osnabrück.

DNQP – Deutsches Netzwerk für Qualitätsentwicklung in der Pflege (Hrsg.) (2017). *Expertenstandard Ernährungsmanagement zur Sicherung und Förderung der oralen Ernährung in der Pflege*. 1. Aktualisierung. Osnabrück: Hochschule Osnabrück.

DNQP – Deutsches Netzwerk für Qualitätsentwicklung in der Pflege (Hrsg.) (2019). *Expertenstandard Beziehungsgestaltung in der Pflege von Menschen mit Demenz*. Osnabrück: Hochschule Osnabrück.

DNQP – Deutsches Netzwerk für Qualitätsentwicklung in der Pflege (Hrsg.) (2020). *Expertenstandard nach § 113a SGB XI »Erhaltung und Förderung der Mobilität in der Pflege«*. Aktualisierung 2020 im Auftrag der Vertragsparteien nach § 113 Abs. 1 SGB XI vertreten durch den Verein Geschäftsstelle Qualitätsausschuss Pflege e. V. Abschlussbericht 30. Oktober 2020 (redigierte Fassung vom 19.11.2020) Zugriff am 03.01.2024 unter: https://www.gkv-spitzenverband.de/media/dokumente/pflegeversicherung/qualitaet_in_der_pflege/expertenstandard/20201119_Aktualisierung-Entwurf-Expertenstandard-ExMo.pdf

DNQP – Deutsches Netzwerk für Qualitätssicherung in der Pflege (Hrsg.) (2022). *Expertenstandard Sturzprophylaxe in der Pflege*. 2. Aktualisierung 2022. Osnabrück: Hochschule Osnabrück.

DNQP – Deutsches Netzwerk für Qualitätsentwicklung in der Pflege (Hrsg.). (2023). *Expertenstandard Förderung der Mundgesundheit in der Pflege*. Sonderdruck. Osnabrück: Hochschule Osnabrück.

Ein-STEP (2017). *Informations- und Schulungsunterlagen zur Einführung des Strukturmodells in der ambulanten, stationären und teilstationären Langzeitpflege*. Erstellt im Auftrag der Pflegebevollmächtigten der Bundesregierung. Hrsg. vom Bundesministerium für Gesundheit. Version 2.0, Berlin. Zugriff am 03.09.2023 unter: https://www.ein-step.de/fileadmin/content/Schulungsunterlagen_2.0/Informations-_und_Schulungsunterlagen_V2.0_Oktober_2017_final.pdf

Fachkommission nach § 53 Pflegeberufegesetz (2020). *Begleitmaterialien zu den Rahmenplänen der Fachkommission nach § 53 PflBG*. Bundesinstitut für Berufsbildung: Bonn. Zugriff am 03.09.2023 unter: https://www.bibb.de/dienst/publikationen/de/16613

Freund, A.M. (2007). *Selektion, Optimierung und Kompensation im Kontext persönlicher Ziele: Das SOK-Modell*. In: Brandtstädter, J. & Lindenberger, U. (Hrsg.) *Entwicklungspsychologie der Lebensspanne. Ein Lehrbuch* (S. 367–388). Stuttgart: Kohlhammer.

Friedhoff, M. & Schieberle, D. (2014). *Praxis des Bobath-Konzepts. Grundlagen – Handling – Fallbeispiele*. 3. Aufl. Stuttgart: Thieme.

Glaus Harmann, M. (2015a). *Ermüdung/ Erschöpfung*. In: Käppeli, S. (Hrsg.) *Pflegekonzepte. Band 2: Phänomene im Erleben von Krankheit und Umfeld* (S. 75–96). 4. Nachdruck. Bern: Hans Huber.

Glaus Hartmann, M. (2015b). *Stigma*. In: Käppeli, S. (Hrsg.) *Band 3: Pflegekonzepte. Phänomene im Erleben von Krankheit und Umfeld* (S. 163–181). 8. Nachdruck. Bern: Hans Huber.

Halisch, F. & Geppert, U. (2000). *Wohlbefinden im Alter: Der Einfluss von Selbstwirksamkeit, Kontrollüberzeugungen, Bewältigungsstrategien und persönlichen Zielen. Ergebnisse aus der Münchner GOLD-Studie*. https://doi.org/10.23668/psycharchives.10099.

Hausmann, C. (2019). *Psychologie und Kommunikation für Pflegeberufe. Ein Handbuch für Ausbildung und Praxis*. 4. Aufl. Wien: Facultas.

Hirsch, R. (2006). *Diskriminierung im Alltag älterer Menschen: Gesundheitswesen*. In: Kuratorium Deutsche Altershilfe (Hrsg.) *Altersdiskriminierung – Alterspotentiale. Wie sieht der Alltag aus? Dokumentation der Veranstaltung am 12. Dezember 2005 im Maternushaus in Köln* (S. 55–70). Köln.

Kliche. T. & Kröger, G. (2008). *Empowerment in Prävention und Gesundheitsförderung – Eine konzeptkritische Bestandsaufnahme von Grundverständnissen, Dimensionen und Erhebungsproblemen*. Gesundheitswesen, 70, 715–720, doi: 10.1055/s-0028-1102956

Krohwinkel, M. (2013). *Fördernde Prozesspflege mit integrierten ABEDLs. Forschung, Theorie und Praxis*. Bern: Hans Huber.

Kuhn, A. (2013). *Inklusion im Sozialraum aus Sicht des Deutschen Vereins*. In: Becker, U., Wacker, E., Banafsche, M. (Hrsg.) *Inklusion und Sozialraum – Behindertenrecht und Behindertenpolitik in der Kommune* (S. 107–114). Baden-Baden: Nomos.

Lübke, N. (2015). *Explorative Analyse vorliegender Evidenz zu Wirksamkeit und Nutzen von rehabilitativen Maßnahmen bei Pflegebedürftigen im Hinblick auf eine mögliche Anwendbarkeit im Rahmen der Feststellung des Rehabilitationsbedarfs bei der Pflegebegutachtung*. G3-Gutachten im Auftrag des Spitzenverbandes Medizinischer Dienst Bund der Krankenkassen e. V. Zugriff am 01.09.2023 unter: https://www.kcgeriatrie.de/fileadmin/Kcgeriatrie/user_upload/2015-Gutachten_2659-2015-kcg-Endfassung_151105.pdf

Medizinischer Dienst des Spitzenverbandes Bund der Krankenkassen e. V. (MDS) (Hrsg.) (2021). *Arbeitshilfe zur Anwendung der Internationalen Klassifikation der Funktionsfähigkeit, Behinderung und Gesundheit in der sozialmedizinischen Beratung und Begutachtung (Arbeitshilfe »ICF«)*. Zugriff am 25.01.2023 unter: https://md-bund.de/fileadmin/dokumente/Publikationen/GKV/Rehabilitation/Arbeitshilfe_ICF_2021_08_17.pdf

Niers, N. (2023). *Dysphagie und therapeutisches Trachealkanülenmanagement*. In: Rehm, M. & Schwibbe, W. (Hrsg.) *Praxiswissen Geriatrie. Für Pflege, Therapie und das multiprofessionelle Team* (S. 202–213). 2., erweiterte und überarbeitete Aufl. Stuttgart: Kohlhammer.

Quenzel, G. & Schaeffer, D. (2016). *Health Literacy – Gesundheitskompetenz vulnerabler Bevölkerungsgruppen. Ergebnisbericht*. Bielefeld: Universität Bielefeld, Fakultät für Gesundheitswissenschaften.

Renn, U. (2006). *Altersdiskriminierung aus Sicht älterer Menschen*. In: Kuratorium Deutsche Altershilfe (Hrsg.) *Altersdiskriminierung – Alterspotentiale. Wie sieht der Alltag aus? Dokumentation der Veranstaltung am 12. Dezember 2005 im Maternushaus in Köln* (S. 15–20). Köln.

Rothgang, H., Cordes, J., Fünfstück, M. et al. (2020). *Abschlussbericht im Projekt Entwicklung und Erprobung eines wissenschaftlich fundierten Verfahrens zur einheitlichen Bemessung des Personalbedarfs in Pflegeeinrichtungen nach qualitativen und quantitativen Maßstäben gemäß § 113c SGB XI (PeBeM)*. Bremen: SOCIUM Forschungszentrum Ungleichheit und Sozialpolitik, Institut für Public Health und Pflegeforschung (IPP), Institut für Arbeit und Wirtschaft (iaw), Kompetenzzentrum für Klinische Studien Bremen (KKSB). doi: https://doi.org/10.26092/elib/294

Schaeffer, D. (2006). *Bewältigung chronischer Erkrankung. Konsequenzen für die Versorgungsgestaltung und die Pflege*. Zeitschrift für Gerontologie und Geriatrie, 39, 192–201, doi: 10.1007/s00391-006-0383

Schaeffer, D., Vogt, D., Berens, E.-M., Hurrelmann, K. (2016). *Gesundheitskompetenz der Bevölkerung in Deutschland: Ergebnisbericht*. Bielefeld: Universität Bielefeld, Fakultät für Gesundheitswissenschaften.

Schilder, M. (2007). *Lebensgeschichtliche Erfahrungen in der stationären Altenpflege. Eine qualitative Untersuchung pflegerischer Interaktionen und ihrer Wahrnehmung durch pflegebedürftige Personen und Pflegende*. Bern: Hans Huber.

Schumann, S. (2018). *Was ist Aktivierend-therapeutische Pflege?* Zugriff am 02.01.2024 unter: https://www.dgatp.info/_files/ugd/da38f6_d2b5dc4293e24473902fb155174de4e9.pdf

Schumann, S. (2020). *Kompetenzen älterer Menschen. Lehrbuch zur praktischen Umsetzung des umfassenden Pflegebedürftigkeitsbegriffs. Band 1*. Stuttgart: Kohlhammer.

Schumann, S. (2021). *Teilhabe älterer Menschen. Lehrbuch zur praktischen Umsetzung des umfassenden Pflegebedürftigkeitsbegriffs. Band 4*. Stuttgart: Kohlhammer.

Statistisches Bundesamt (Destatis) (Hrsg.) (2022a). *Bevölkerungsvorausberechnung. Ergebnisse der 15. koordinierten Bevölkerungsvorausberechnung*. Zugriff am 21.01.2023 unter: https://www.destatis.de/DE/Themen/Gesellschaft-Umwelt/Bevoelkerung/Bevoelkerungsvorausberechnung/Tabellen/variante-1-2-3-altersgruppen.html

Statistisches Bundesamt (Destatis) (Hrsg.) (2022b). *Pflegebedürftige nach Versorgungsart, Geschlecht und Pflegegrade*. Zugriff am 21.01.2023 unter: https://www.destatis.de/DE/Themen/Gesellschaft-Umwelt/Gesundheit/Pflege/Tabellen/pflegebeduerftige-pflegestufe.html

Verbundprojekt transit & Landeskriminalamt Niedersachsen (Hrsg.) (2015). *Sicherheit im Wohnumfeld – Auswertung der Befragung zum Sicherheitsempfinden im Wohnumfeld*. Hannover.

Wingenfeld, K., Schröder, D., Willert, J. et al. (2020). *Ergebnisse der Literaturanalyse zur Aktualisierung des Entwurfs des Expertenstandards »Erhaltung und Förderung der Mobilität in der Pflege«*. 29. Juni 2020 (redigierte Fassung des Berichts v. 31. März 2020). Bielefeld: Institut für Pflegewissenschaft, Universität Bielefeld. Zugriff am 03.01.2024 unter: https://www.gkv-spitzenverband.de/media/dokumente/pflegeversicherung/qualitaet_in_der_pflege/expertenstandard/20200331_Literaturanalyse-Aktualisierung-Entwurf-ExMo.pdf

Wurm, S., Wiest, M., Tesch-Römer, C. (2010). *Theorien zu Alter(n) und Gesundheit. Was bedeuten Älterwerden und Altsein und was macht ein gutes Leben im Alter aus?* Bundesgesundheitsblatt, 53, 498–503, doi: 10.1007/S00103-010-1044-9

Zegelin, A. (2005). *»Festgenagelt sein« – Der Prozess des Bettlägerigwerdens durch allmähliche Ortsfixierung*. Pflege, 18, 281–288. doi: 10.1024/1012-5302.18.5.281

Zeller-Forster, F. (2015). *Immobilität*. In: Käppeli, S. (Hrsg.) *Pflegekonzepte. Band 2: Phänomene im Erleben von Krankheit und Umfeld* (S. 57–74). 4. Nachdruck. Bern: Hans Huber.

Stichwortverzeichnis

A

Abwägung von individuellem Nutzen und Schaden   51
affektiver Umgang   14
Aktivierend-therapeutische Pflege   5, 27, 32–35, 46, 54, 58, 72, 75, 89–95
Aktivierend-therapeutische Pflegepraxis   32
Aktivierend-therapeutischer Pflegeprozess   5, 32, 36, 38, 40, 46
Alltags- und Freizeitgestaltung   10, 13, 19, 20, 22, 36
Alternsprozess   17, 20, 25, 26, 59, 78, 88, 89
– Bewältigung des   29
Altersbild   11, 18
– defizitorientiertes   12, 13
– Reflexion des eigenen   12
Ambivalenz   25
An- und Auskleiden   70
Analyse normaler Bewegungsabläufe   65
Anbahnen von Bewegungsabläufen   65
Angst   11, 12, 15, 18, 32, 53, 63, 67–69, 81, 93
Anleitung   32, 35, 37, 54, 55, 58, 84, 94
Aufklärung   30, 50, 55, 56
– zum Nutzen, Risiken und besonderen Vorkommnissen   56
Aufmerksamkeit   15, 36, 47, 65, 76, 90
Aufrechterhaltung eines bestehenden Funktionsniveaus   22
Ausführung von Alltagskompetenzen   16, 17, 29, 33, 88
Aushandlung   48
Ausscheiden   44, 60, 70, 80
Autonomie   12, 25, 26, 34, 94, 95

B

Befähigung   12, 34, 35, 91, 93
Beratung   32, 33, 35, 54, 55, 58, 94
Bewältigungsstrategie   13, 53, 61, 80, 90, 95
– affektbezogene   15
– emotionsbezogene   53
– handlungsbezogene   53
– kognitionsbezogene   53
Bewertung der Entscheidungsfähigkeit   52
Beziehungsgestaltung   36–38, 44, 46, 48, 53, 54, 84
Beziehungsnetzwerk   87
bio-psycho-soziales Modell   18
Bobath   39, 64–66

D

defizitorientierte pflegerische Ansätze   27, 34
dialogisches Prinzip   35
Diskriminierung   91, 95
Dysphagien   78, 79

E

Edukation   54
eigene Persönlichkeit ausdrücken   71
Einschätzung
– kriteriengeleitete   36, 37
– pflegefachliche   37, 85
– pflegerische   46
Einwilligungsfähigkeit   51, 52
Empowerment   33, 34, 64, 67
Entscheidungs- und Handlungsschritte   19
Entwicklungsbedürfnis   22
entwicklungsdynamischer Prozess   25
Entwicklungsmuster und -phänomene   11
Entwicklungspsychologie   11, 88
erhöhtes Sturzrisiko   43, 68, 69
Ermächtigung   12, 17, 34, 50, 91
Ermittlung des mutmaßlichen Willens   51

Ermüdung 59, 60, 62
Erschöpfung 59–63
Erstgespräch 36, 38, 41
Essen und Trinken 70, 71, 74–76

F

Fähigkeit zur Zielsetzung 34
Fazilitation 32
Fehlernährung 75–77
Förderung der Hautintegrität und Mundgesundheit 70
Förderung der Kontinenz 50, 82, 84
Förderung der sensorischen Wahrnehmung 64
Förderungs- und Pflegebedarf 27, 82
funktionale Fertigkeiten 13

G

Gedächtnis 15, 18
Gefühlsarbeit 55
gelungene Wahrnehmung 46
gemeinsame Entscheidungsfindung 33, 50, 51, 55
gemeinsamer Aushandlungs- und Entscheidungprozess 48
geriatrische Frührehabilitation 5, 9, 20, 27–29, 38, 40, 43, 48, 51, 55, 61, 72, 85, 88, 91
– Nachhaltigkeit der 91
geriatrisches Basis-Assessment 18, 30, 38, 43
Gesprächs- oder Informationsbedarf 50
gesundheitliche Krisen 10, 93
Gesundheitskompetenz 20, 21, 89, 94
– Präventionsansatz der Förderung der 89
Gleichberechtigung 87
Gleichstellung 87
gravierende Sturzfolgen 68
gutes Leben 10, 18, 22, 85, 91

H

Handlungsfähigkeit 17, 53
Handlungsschwerpunkt 27, 36–39, 44, 46, 54, 58, 70, 84
herausforderndes Verhalten 48, 49

I

Immobilität 59–61, 63, 76, 81
Inanspruchnahme von Gesundheitsleistungen 33
individuelle Bewegungsmuster 64–67, 69
Information 15, 21, 32, 33, 35–37, 40, 41, 47, 50, 54, 55, 84, 90, 92, 94
– gesundheitsrelevante 20
Inklusion 85, 87, 91, 95
Inkontinenz 73, 80–82, 84
instrumentelle Aktivitäten des täglichen Lebens 70
interdisziplinäres Team 16, 17, 47
Interventionen
– aktivierend-therapeutische 23, 30, 33, 37, 44, 46, 48, 76, 80, 83, 93, 94
– individuelle pflegerische 72
– Priorisierung von pflegerischen 46
Intuition 17

K

Kinästhetik 39, 64–66
Kommunikation
– asymmetrische 55
– nonverbale 16, 46, 48, 49, 64
Kommunikations- und Verstehensprozess 30
Kompetenzen 11, 13, 15, 16, 20, 23, 27, 33, 59, 74, 89
– Verlust von 22, 23
Kontakt- und Beziehungsfähigkeit 16
Kontrolle des Muskeltonus 65
Konzentration 15, 22, 47, 74, 79, 90
Kooperationsarbeit 55
Körper- und tanzpädagogische Prinzipien 64
Körperpflege 35, 41, 70, 72, 73
kritisches Lebensereignis 14

L

Lebensanforderungen 11
Lebensplanungen im Alter 26
Lebenssituation älterer Menschen 25, 47, 53, 55
Lebensspanne Alter 9, 11, 22, 25, 26
Lern- und Entwicklungsmöglichkeiten 12
Lern- und Trainingsprozess 29
Lernangebote 21, 32, 35, 64, 65, 89, 90

Lernen 15, 19–22, 29, 64, 89, 90
- lebenslanges 19, 21, 88, 89

M

Mitwirkungspflicht 20
Mobilität 13, 36–38, 43, 44, 46, 58, 59, 62, 64, 67, 69, 72, 84, 94
- kognitive 45, 58, 61, 88
- psychisch-emotionale 58, 61, 69, 88
- soziale 58, 61, 67, 88
Modell der selektiven Optimierung mit Kompensation 22
Motivation 5, 13, 15, 17, 18, 20, 23, 32, 33, 35, 36, 43, 48, 51, 53–55, 58–60, 71, 83, 88, 89
motorische Bewegungen 60, 64–66
- komplexe 65
motorische Fähigkeiten 58
Multimorbidität 28, 46
- Umgang mit 28
Mundgesundheit 70, 75, 77, 78
- Risiko für die 78

N

Nachhaltigkeit 35
Nahrungs- und Flüssigkeitsaufnahme 76
Normalitätsprinzip 18

O

Opfer eines Verbrechens 93
orale Ernährung 75

P

Partizipation 18, 33
Patientenrechtegesetz 50
personelle Hilfestellung 10, 17
persönliche Abhängigkeit 10
persönliche Attribute herausstellen 72
persönliche Entwicklung 20, 34, 87
persönliche Ziele 15, 17, 29, 48
Personorientierung 30, 46
Perspektive
- gesundheitspsychologische 71
- individuelle 30
- persönliche 36

Pflegebedürftigkeit 10–12, 25, 27, 29, 56, 59–61, 71, 79, 89, 94
- Gefahr für 60, 61
- Risiko einer 10
- Vermeidung von 27, 28, 34, 54, 61, 70
pflegediagnostischer Prozess 47
pflegerische Assessments 37
pflegerische Diagnosefindung 47
pflegerische Vorbehaltstätigkeiten 46
praktische Lernmöglichkeit 29
Produktivität 11, 12, 19
professionelle Filter 47

R

Reduktion auf ein Muster 47
Reduktion von Komplexität 46
Rehabilitationsprozess 20, 29, 30, 33, 34, 45, 50, 51
Rehabilitationsziel 27, 30, 34, 36, 37, 48, 61
rehabilitierende Prozesspflege 32
Ressourcen 12–14, 16–18, 22–24, 27, 30, 33, 35, 36
- Bewertung von 33
- eines alten Menschen 13
- emotionale 14, 16, 35, 36
- kognitive 15, 16, 18, 36
- körperliche 13, 16, 18, 35, 36
- psychische 14, 16
- soziale 16, 18, 35, 36
ressourcenorientierte pflegerische Ansätze 27, 28, 70
Risiken 30, 33, 36, 37, 45, 51, 55, 56, 58, 63, 65, 81
- Sicherheit im Umgang mit gesundheits- und krankheitsbedingten 93

S

Schluckstörungen 78–80
Selbstbestimmung 18, 27, 34, 35, 38, 58, 91, 93
Selbstbestimmungsrecht 50
Selbsterfahrung 19, 20, 32, 35, 53, 64
- Gelegenheit zur 29
Selbstkontrolle 13, 15–17
- emotionale 15
- funktionale 13
Selbstpflege 36–38, 43, 44, 46, 60, 70–73, 84
- -defizit 71

Selbstregulation 16, 17
- als Basis für Selbstwirksamkeit 17
Selbstständigkeit 18, 27, 28, 30, 35, 42, 43, 54, 64, 84, 93, 94
Selbstvertrauen 36, 68
Selbstwirksamkeit 16, 17, 53, 54, 64, 69, 71, 73, 82
Selektivität 47
- sozio-emotionale 92, 95
Signalfragen 68
soziale Unterstützung 33
Sprach- und Sprechfähigkeit 16
Stabilität der eigenen Identität 18
Stigmatisierung 73, 83
Sturz 14, 21, 41, 42, 48, 63, 67, 68
Sturzrisikofaktoren 68
- medikationsbedingte 68
- personenbedingte 68
- umweltbezogene 68
subjektive Lebensqualität 20, 92
subjektivierende Arbeitshandlungen 55
Subjektivität 47, 48

T

taktile Kontrolle 65
technisch-instrumentelles Handeln 32
Teilhabe 18, 19, 27, 33, 35, 58, 84, 85, 87–89, 91, 93, 94
- -bedürfnisse 85
- Förderung von 91
- kulturelle 85–87, 94, 95
- ökonomische 85–87
- politische 19, 85–87
- soziale 15, 18, 19, 25, 85–87, 91–93, 95
Therapieziel 37–39, 45, 48, 75
Training 24, 29, 32, 35, 37, 58, 64, 69

U

Umbau der Schluckanatomie 79
Unabhängigkeit ausbauen 35
Urteilsfähigkeit 51, 52

V

Vereinfachung 47, 48
Versorgungslücke 50
verstehende Diagnostik 52

W

Wahrnehmungsprozess 47
Wiedereingliederung in das gesellschaftliche Leben 28
willentlich-emotionale Dimension 32
Wohlbefinden 17, 19, 22, 23, 26, 32, 71, 92

Z

Zweitmeinung einzuholen 56